大展好書　好書大展
品嘗好書　冠群可期

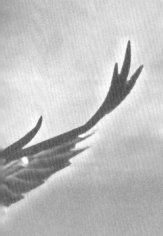

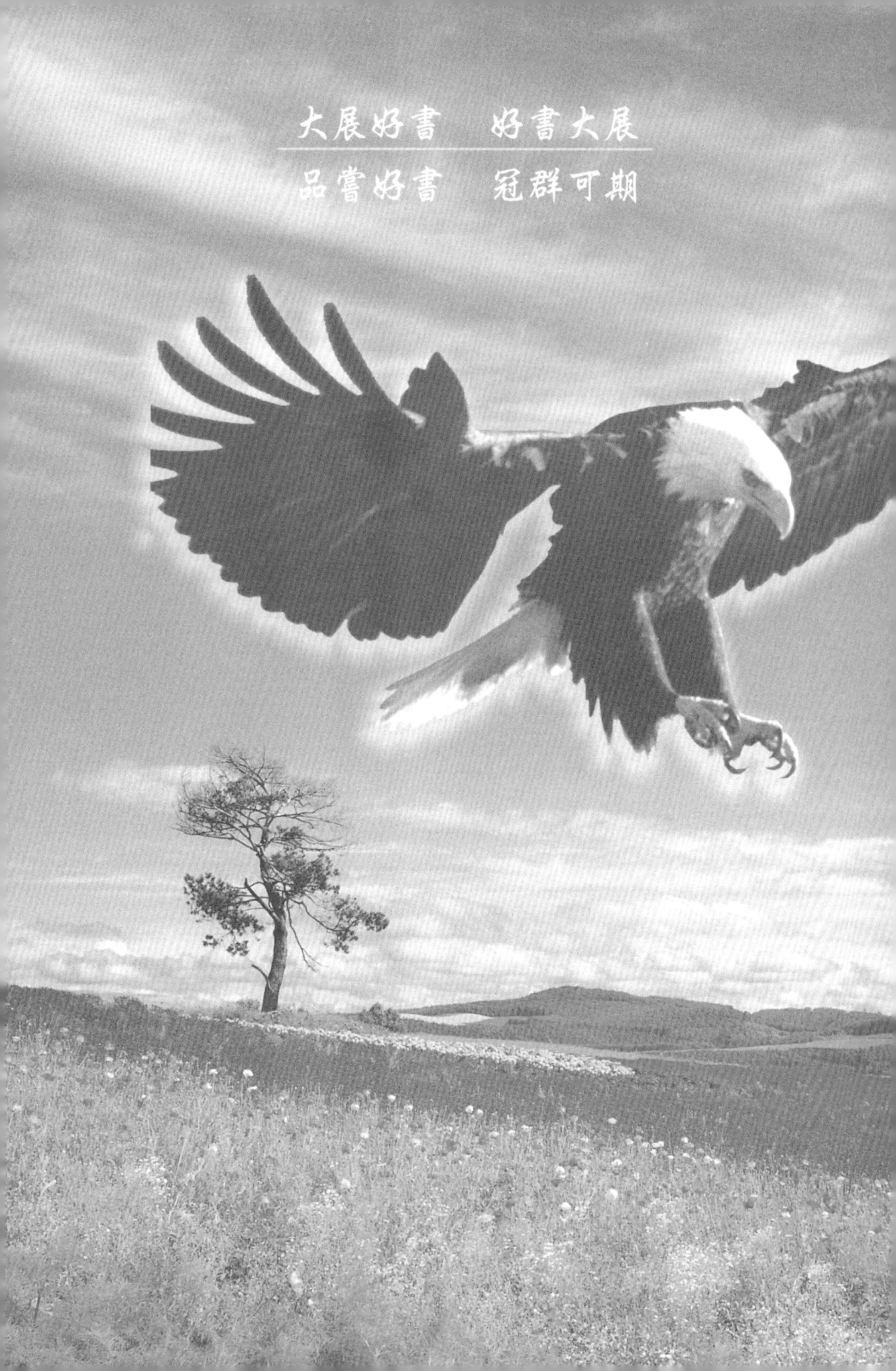
大展好書　好書大展
品嘗好書　冠群可期

健康加油站29

# 越吃越苗條

郭武備　周麗弘　編著

大展出版社有限公司

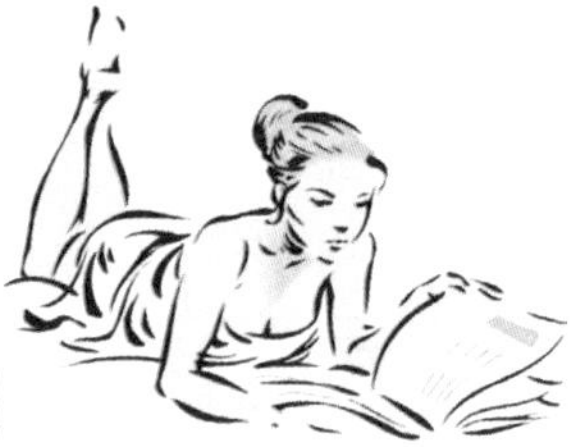

# 曲條絮語

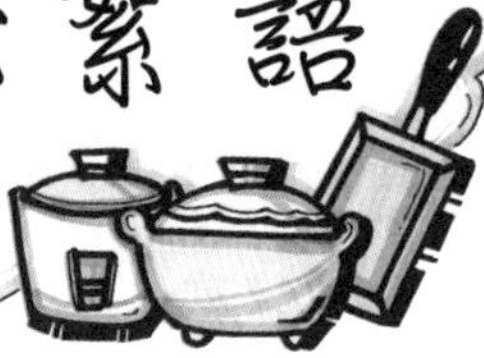

我是「苗條」，人們想盡一切辦法要變成我，節食、抽脂……然而，最簡單的辦法是什麼呢？也許你不相信，那是……

那就是**吃！**

儘管人們常開玩笑說：「發胖的人，光喝涼水也長肉」，其實不然。在肥胖人群的調查中，發現肥胖者與飲食習慣有著十分密切的關係，事實也是如此，不進飲食，「肉」從何而來？

人們進食量的多少，是依靠飢餓感和飽食感這兩種主觀感覺來進行調節的，有了飢餓感就促使人們進食，吃進了一定的食物後，便出現飽食感，而使人們停止進食，這一調節機制是由丘腦下部的飢餓中樞和飽食中樞來完成的。但通常在什麼時間進食，進食多少後停止，則在很大程度上取決於生活習慣和生活方式。

在飲食習慣中，進食的多少與肥胖有很大關係，成人若是少餐多吃，會使脂肪沉積，體重增加，同時還容易升高血清膽固醇而降低糖量。

有人作動物試驗證明，每日給予兩次飲食的動物，其腸道對糖、脂肪吸收加速，糖合成增加，動物與脂肪新生明顯。

就飲食嗜好來說，喜歡吃甜食、油膩食物，及喜歡吃稀湯及細軟食物而不願吃纖維素食物的人，容易發生肥胖；而好吃零食及食後喜靜臥的人，肥胖發生率也較高。另外，飯前喜歡少量飲酒之人，也易肥胖。

由此可見，胖在很多情況下是吃出來的。

如何才能吃而不胖呢？

這是盼望變成我的讀者熱切關心的問題。

其實答案很簡單，你只要翻翻這本小冊子，就會由巧吃變得會吃，並且越吃越像我了……

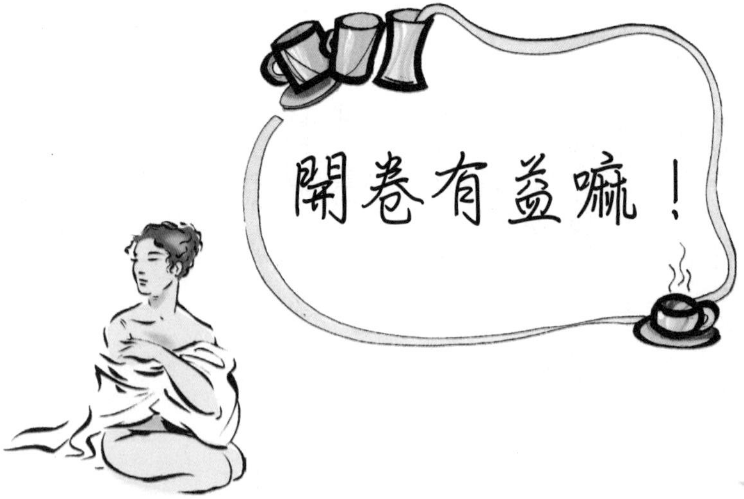

# 目錄



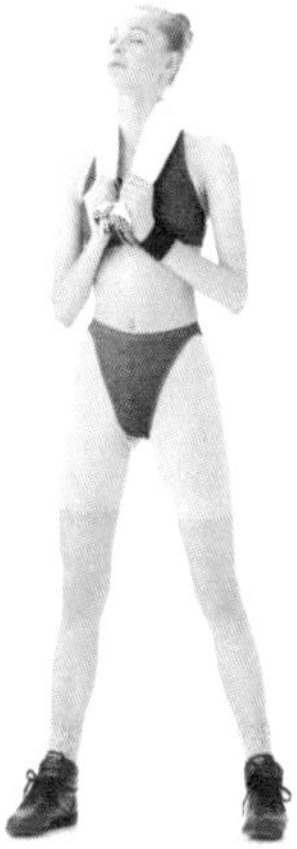



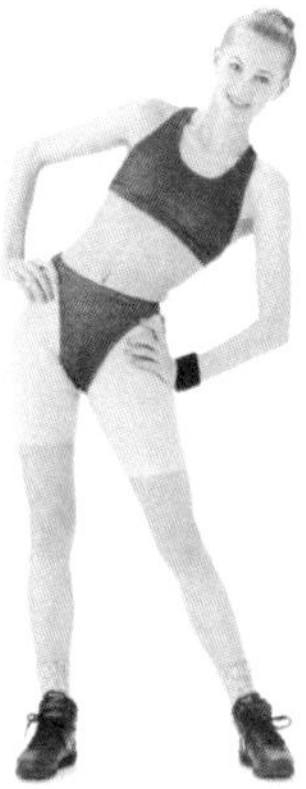

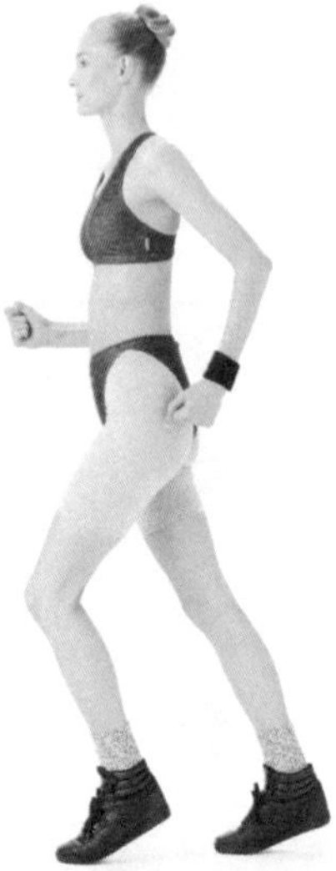



減肥巧擇食……五一



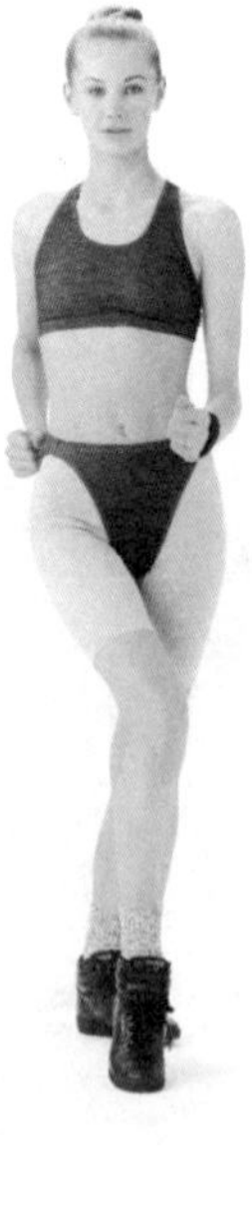

## 蔬果減肥法……九九



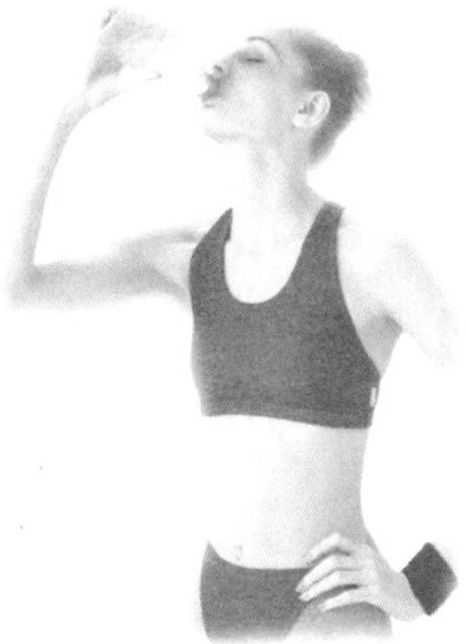



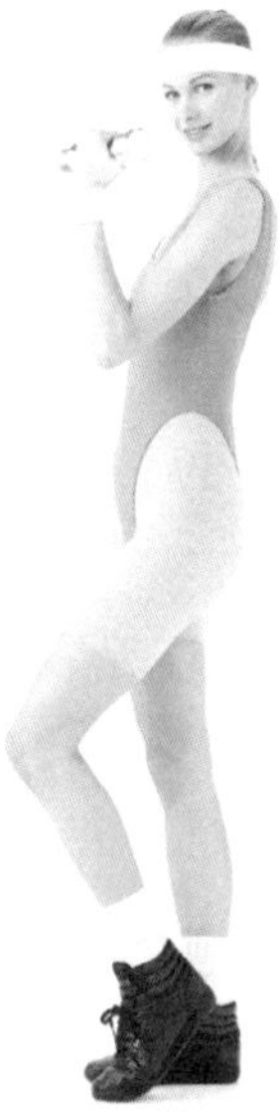

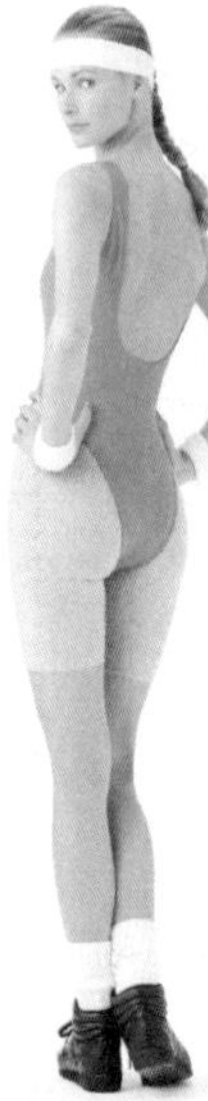



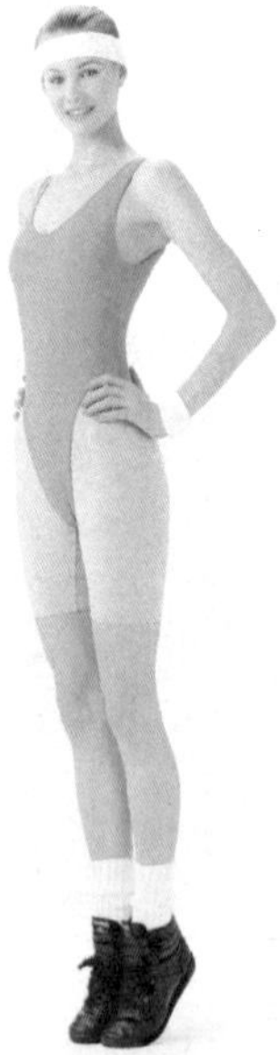

# 巧吃可苗條

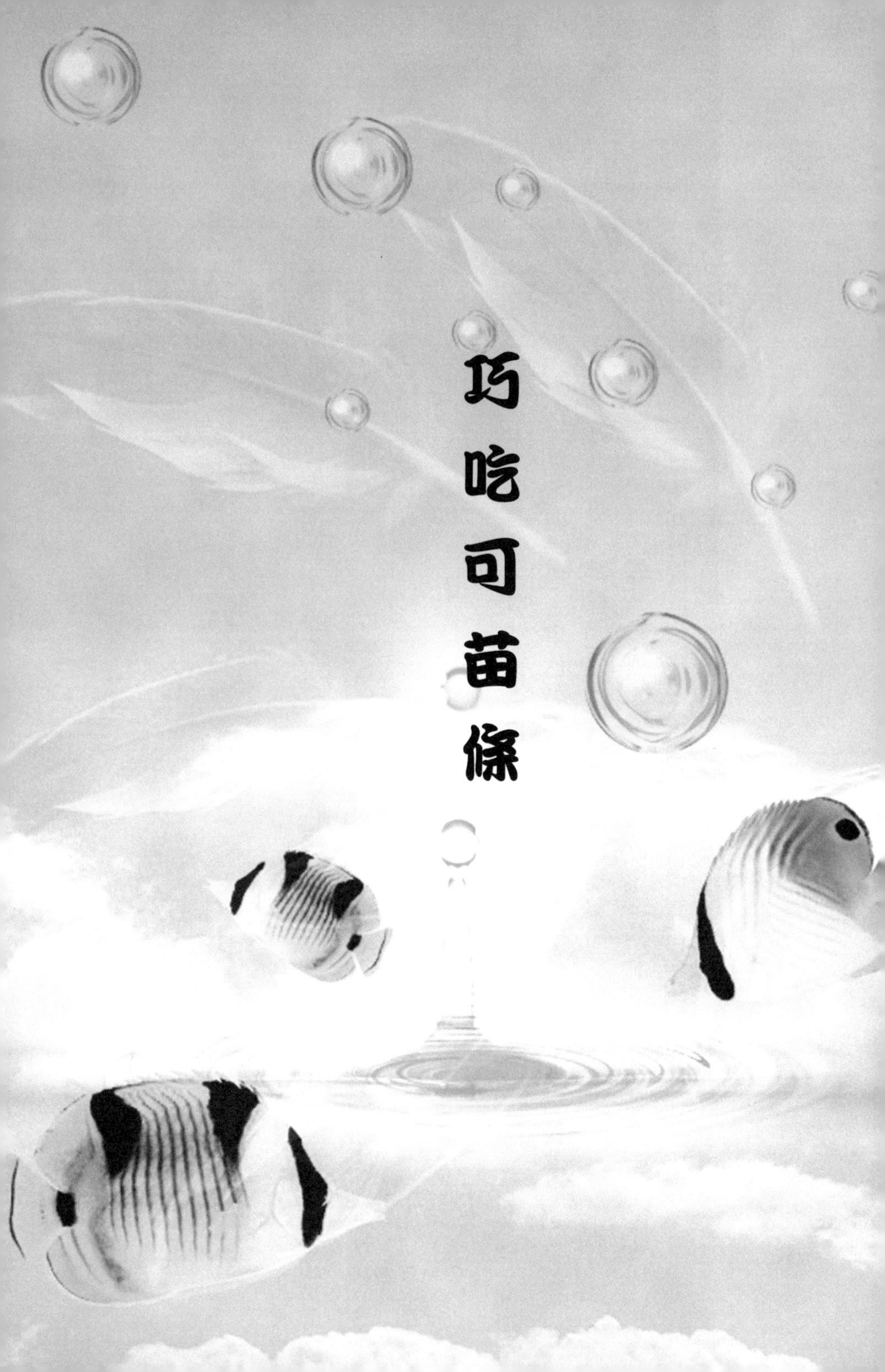

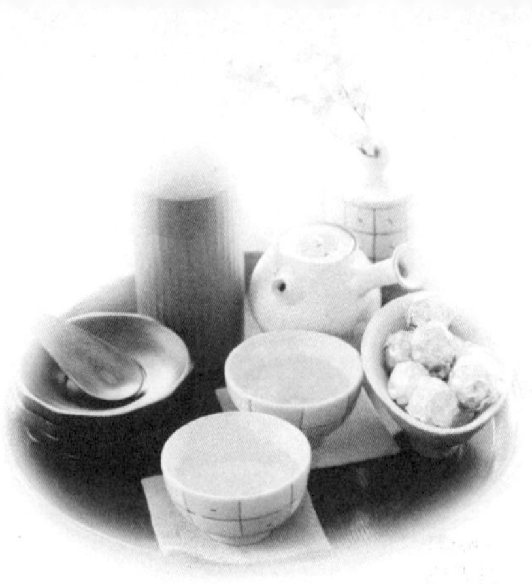

# 餐桌上巧吃能苗條

擁有苗條的身材，是每一位女性的夢想，但要餓肚和做運動，卻是一件不容易做的事。下面幾種飲食苗條方法，都是在「不知不覺」中進行的，毋須刻意節食和長時間運動，即可達到減肥目的。

## ●改變餐桌布置減胃口

要苗條，最好盡量避免在漂亮的餐桌前進食，改用灰色、泥土色、咖啡色、黑色等色系，產生不促進食慾的心理感覺就最好。不過，轉換吃苗條餐時，就要改變策略了。

因為苗條餐味道單調，如果你吃不下的話，豈非前功盡棄？所以，此時要改用暖色系布置，使自己胃口大開，完成任務，將胃部填滿，不再有空間容納其他雜食。

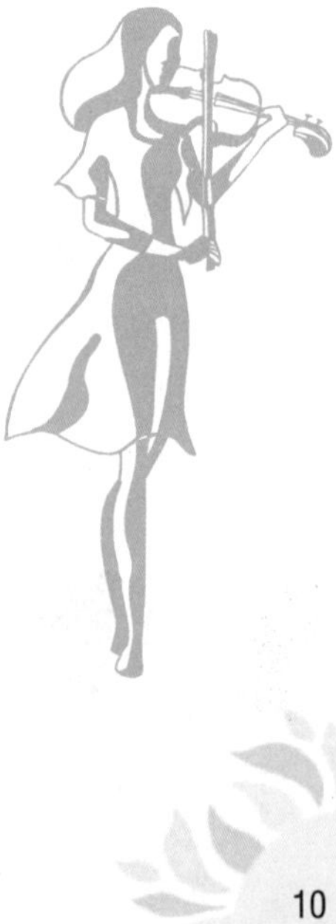

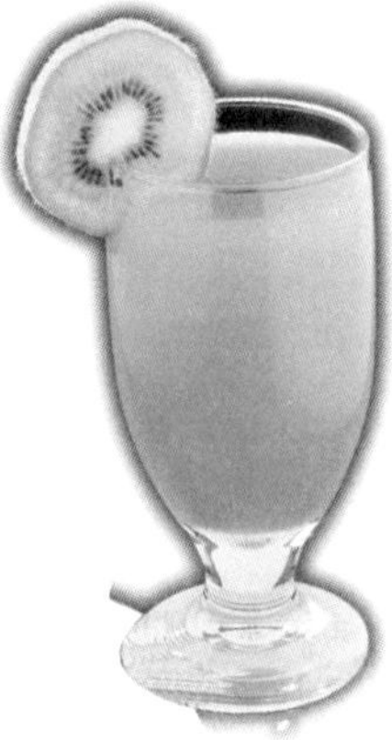

## 細咀嚼知飽而止

「噢！又吃得太飽了。」這是很多苗條者餐後的懊惱。你知道為什麼每天都要重蹈覆轍？

原來，吃飽的訊號有兩個：一是胃部感覺飽脹；二是血中葡萄糖水平升高，飽餐一頓後，食物的葡萄糖被血液吸收，血中葡萄糖濃度增加，當這訊號到達大腦，就會產生飽肚的感覺。胃部的尺寸收放自如，如果它發出的「已飽」訊號被忽視，它隨即會大開中門，讓你繼續吃下去，直至血中葡萄糖訊號發出為止。只有慢慢吃，才可以令胃的訊號減慢，與血中葡萄糖訊號同步，自然就會知飽而止。

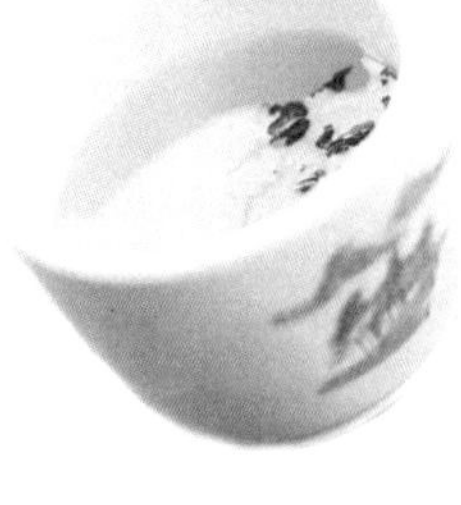

## 餐前餐中誓不「酒」

飲酒會發胖，但熱量並非來自酒本身。例如啤酒，六三三毫升大瓶裝，熱量約一〇三二千焦，不是很高，大概相等於一杯汽水、半碗麵左右而已。那為什麼啤酒會釀製出「啤酒肚」？

原來致肥「要犯」是：下酒小菜、因酒精而催化的食慾、因酒精而薄弱的意志力（或減肥決心）。

## 與甜品糖果保持距離

雖然營養學界公認，脂肪才是致肥真凶，但其實甜品也有嫌疑。因為大多數糖分本身含的是「空頭熱量」，即是熱量多多，營養素近乎零，而且甜品中往往含有大量牛油、朱古力等成分。所以，餐後來個甜品，無疑冒著增肥危險。

## 用小碗盤裝食物、飯前先喝湯

小碗盤能盛裝的食物分量少，可以讓你一次吃下少少的食物，而且當你每裝了一次食物，就提醒你又多吃了一些熱量下肚，可以讓你心生警惕喔！

飯前先喝碗湯，可以有飽足感，讓你在主食的攝取分量上自然減少。但要記住湯是愈清淡愈好，濃湯的熱量比較高，最好少喝；喝湯後再吃青菜，炒過的青菜，會添加額外的油脂、調味料，當然青菜是最好的選擇，最後再吃白飯和肉品，這樣的吃法會降低不少的熱量喔。

## 吃完東西馬上刷牙、不將零食放在餐桌上

吃東西後最好馬上刷牙，因為在你刷牙後，為了怕再刷一次牙的麻

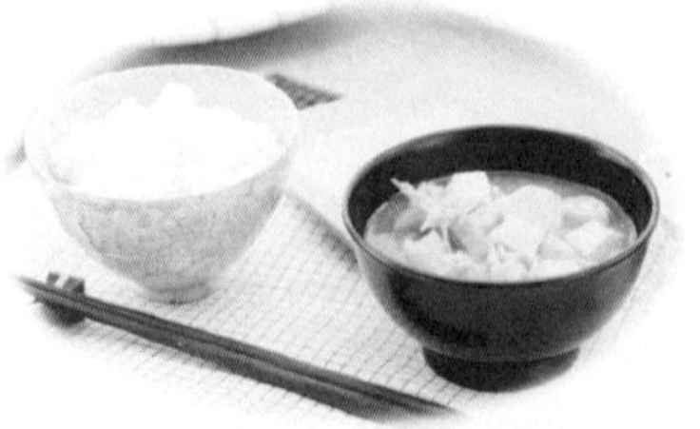

煩，自然就會克制自己，不吃額外的東西，這樣不只可克制食慾，還有防止蛀牙的功效，真是一舉數得。

能運用這種方式控制自己的飲食行為，對苗條來說也是相當重要的。行動療法專家美國密西根大學史密斯教授，就應用心理學的原理提出了以下的方法：

將吃東西的場所限定在一個特定的空間；絕不邊做事邊吃東西；不囤積食品；只有在肚子餓的時候進食；將吃過的食物記在日記本上。

## 進餐前喝一杯水

不吃到飽脹就無法滿足的人，在進食之前可以先喝一杯水，由於喝過水後肚子會有飽脹感，因此，雖然吃比平常更少的量便能得到滿足。此外，在進食的時候，先從湯、蔬菜沙拉等水分較多的料理開始食用，也能防止攝食過量。

## 晚上盡量不吃水果、甜點、油炸食物，加些奶吃

晚上吃水果、油炸食物、甜點心不好，因為人體在晚上不太會消耗能量，而且是在儲存能量。在這個時候如果攝取了容易轉化為中性脂肪的糖分或脂肪，那胖起來是理所當然的事。尤其是水果類果糖的糖分含量相當多的食品，因此要特別留意。專家

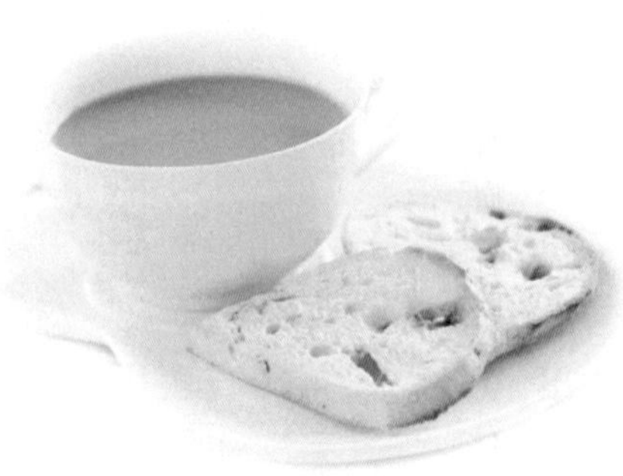

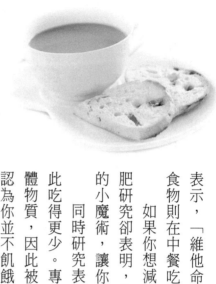

表示，「維他命含量豐富的水果要在早餐時食用，而甜點心或油炸食物則在中餐吃，這是苗條的原則。」

如果你想減肥，你就得忍受飢餓？然而，最近的一些有趣的減肥研究卻表明，你並不需要作出如此的犧牲：最新的食譜充滿許多的小魔術，讓你可以吃得飽飽的，卻擁有美妙的身材。

同時研究表明，在人們喝了一杯牛奶之後，會有飽的感覺，因此吃得更少。專家給出了原因：牛奶中的蛋白質在胃中會變成半固體物質，因此被胃當作主食處理，這樣的信息發送到大腦，大腦就認為你並不飢餓。

## ●來點兒空氣，攝入飲食中的水分

膨脹的食物對你的減肥來說很有用處。有研究表明，同樣成分，等量的飲料在經過不同時間的旋轉和攪拌，就會混入不同量的空氣：一杯為滿杯飲料，一杯只有半杯。喝了滿杯的人在下一頓中，就比喝了半杯的人少攝入了百分之十二的熱量！

喝水可以減肥，這種說法並不新鮮。不過，是攝入食物中的水分，而非你杯子裡的水。如果單獨喝水的話，你還是沒有飽的感覺。

# 巧吃高熱食品可瘦身

在一項研究中，給女人們提供了兩種一一二八千焦的開胃菜：一份是小雞燉蘑菇，外加二百八十克純淨水，另一份將水加入了相同的菜中，做成了雞湯。結果發現，進食雞湯的女人比前者少攝入了四一八千焦的熱量。

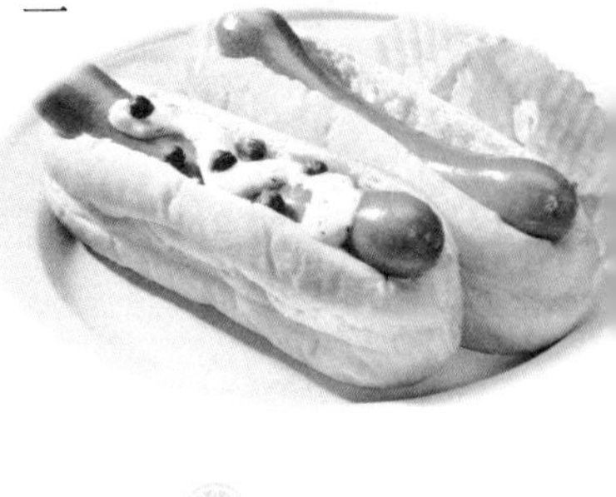

## ●吃麵食加蔬菜

如果你是麵食的狂熱愛好者的話，我們也可以讓你將不斷膨脹的肚子減下來：多些蔬菜，少些麵。在一項實驗中，被實驗者吃了相同重量的食物，一份有較多的蔬菜，較少的麵；一份與此相反，卻多了三分之一的熱量，對於填充肚子來說，效果是完全一樣的。

## ●有規律地少吃多餐，控制分量

控制飲食的關鍵是進餐時間要有規律，食物的分量要適度。進餐方式可在一日三餐的基礎上，中間加兩次主食，但每次的量要適度。

可以試試下面這些簡單易行的辦法：

①在咀嚼食物時放下筷子，留點時間給胃來確定是不是飽了。

②一旦吃完，就將殘羹剩飯端到視線以外。

③在某些特殊的場合，你可能會碰到生日蛋糕、餅乾等食物，那麼，別強求自己排斥它，只要對自己限制一個量就行了。

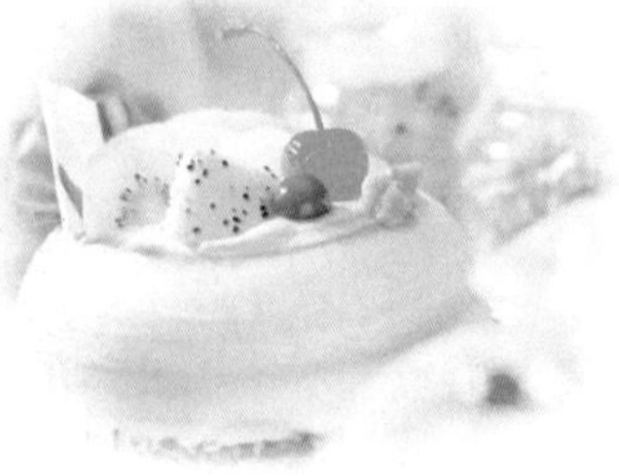

④進餐時，小吃七口與大嚼二十口得到同樣的滿足感，並且要細嚼慢嚥，唾液會幫助你增加飽感。

⑤在餐前吃點低熱量的食物也許有用，比如低脂牛奶、水果和米糕。

⑥如果你實在無法拒絕甜食，那就找一個伴一起享用吧，對方會提醒你控制自己的量。

## ●吃含高纖維食物，適量飲水

富含高纖維的食物能讓你飽得更快，如在餐前先喝一碗蔬菜湯，吃一點水果或黃瓜。

如果限制水分，會使胖人汗腺分泌紊亂，不利

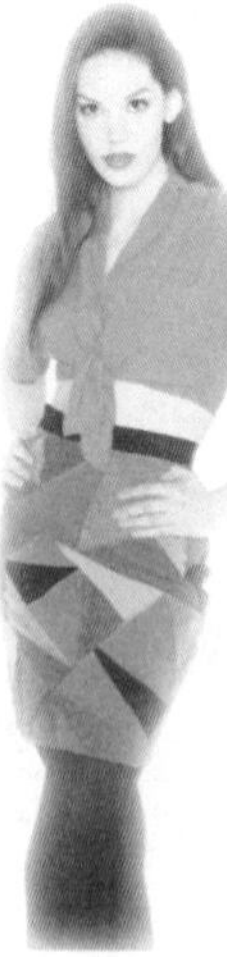

體溫調節，還會使尿液濃縮，代謝殘渣不易排淨，於是常能引起煩渴、頭痛、乏力等症狀。適量飲水的方法很多，如飲茶水，古人發現茶「久食令人瘦，去人脂，使人不睡」，而減肥尤以綠茶為上，因其「能滌腸胃一切垢膩」。

現代研究，茶能降脂、利水、減肥，可防止高血壓、高血脂等疾病，有延年益壽之效。但茶水不能過濃，因濃茶會導致鈣的缺少，故多飲濃茶的老人應多吃含鈣豐富的食物（如牛奶、乳製品、豆類及海產等），多參加戶外活動，多曬太陽。夏季可食用西瓜、番茄等解渴。西瓜水、冬瓜湯還有利尿消腫作用。還可飲含有微量元素的礦泉水等。至於咖啡最好少飲或不飲。

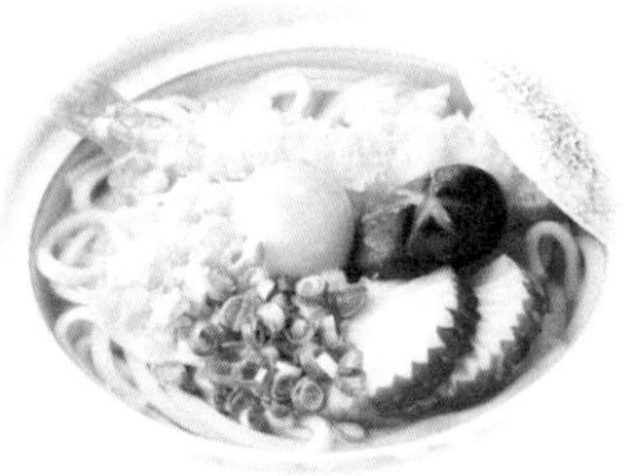

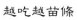

## ●安撫饞嘴，讓自己看上去更瘦些

逐漸地用更健康、卻有著同樣美味的替代食品來減弱你對那些高脂肪、含糖量高的食物的渴望，如用烤山芋代替油炸肉餅，用紅燒雞塊代替紅燒豬肉等。堅持一二個星期，你對原來喜歡的食物的饞勁就會過去。

在改變自己飲食習慣的同時，你還可以讓自己看起來更苗條些，如穿提臀束腰的瘦身褲，它時刻會告訴你什麼時候又多吃了。

# 西式餐宴巧減肥

## 主食類

近些年流行赴宴不吃主食。據了解，有些人誤以為吃主食容易發胖和患Ⅱ型糖尿病。其實，發不發胖要看進食的總熱量是否超標。過去，人們膳食以糧食為主時，胖人並不多，糖尿病的發病率也不高。主食不僅能提供熱量，還會為人體提供多種維生素。尤其是五穀雜糧，營養相對更全面一些。這也正是五穀雜糧如今走紅的原因，像糖尿病和痛風病患者就適宜食用蕎麥等穀物。

西餐中可以小餐包或法國麵包作為主食來源，不要抹奶油。盡量少食用大蒜麵包，因其含油脂量較高。可選擇烤馬鈴薯或米飯、通心麵，不要選炸薯條，且吃烤馬鈴薯時盡量少加奶油、發酵油等。

## 主菜類

肉類方面以海鮮和雜肉為較佳的選擇，因其含油量較少，分量也較小。牛排因脂肪含量較海鮮或雞肉多，其分量也大，每週以不超過一次為原則。肉類的烹調方式，可以烤的為主，不要選擇油炸或焗的。亦可選擇有豆類、米、雞或魚為主材料的主菜（沒有添加乳酪），如雞肉墨西哥烤餅、西班牙海鮮飯、烤魚、檸檬汁煮魚等。

另外，從菜名也可判斷其中的材料，如「白汁」代表奶油汁，「焗」則表示加入奶油或乳酪一起烹調，「派」則多為酥皮；因此，當主菜中有乳酪（起士）、奶油等材料或以焗方式烹調之菜餚，脂肪含量都較高，如法式乳酪蒸旗魚、維也納風味奶油鮭魚片、法式乳酪洋蔥湯、雞肉奶油青花菜、蝦仁燴奶油炒飯、焗雞派、奶油什錦海鮮焗通心粉等，應盡量避免食用。

## ●湯汁類

西餐的湯大致可分為濃湯和清湯兩大類，濃湯在製作時是以大量麵粉及牛油（或奶油）調製而成，脂肪含量極高，所以，應盡量選擇清湯為宜。喝濃湯僅喝一二口即可；酥皮湯上之酥皮脂肪含量極高，宜避免食用。

## ●沙拉類

生菜可多吃，但不要使用沙拉醬。調味用的沙拉醬多為油、糖、蛋等調製而成

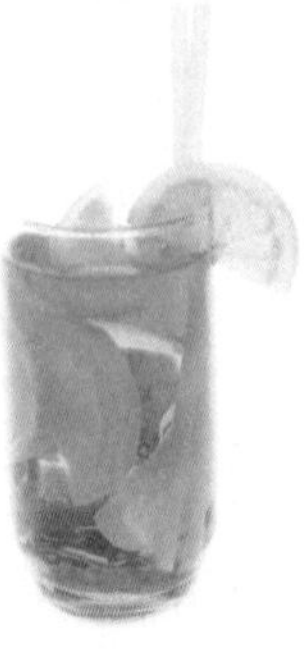

的，所以，最好少選已調味的生菜沙拉；沙拉醬可用醋、檸檬汁或水果（如橘子汁、百香果汁）製的醬汁代替，或選用少許義大利式沙拉醬（少量油、醋、鹽、胡椒調和而成的）。也可請侍者交代廚房少放沙拉醬，或沙拉醬不要直接淋在沙拉上，放置一旁即可。

### ●飲料類

不要點已加入奶精或鮮奶油的飲料（如冰咖啡、卡布其諾咖啡、美式咖啡），自己在飲茶或咖啡時也盡量避免奶精或鮮奶油，可改用鮮奶或低脂鮮奶替代。

## 巧吃早餐能減肥

### ●一定要吃早餐，吃怎樣的早餐

早餐是一天三頓飯中最重要的一頓。原因非常簡單：每天夜晚，身體都要消耗能量。這時人體不得不動用它的儲備能。

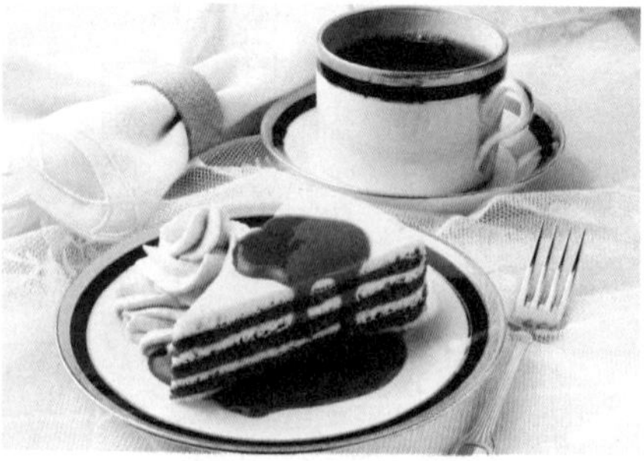

因此，早上起床之後，自然需靠含有豐富碳水化合物的早餐來重新補充儲備能。不吃早餐，你就不可能獲得新的活力從事工作。

此外，如要減肥，就更不應不吃早餐。因為到午餐時，為補償未吃的那頓早飯，你勢必吃得過飽，而影響減肥效果。

女性早餐越來越傾向選擇含脂肪少的食品，她們更喜歡吃穀類食物。從營養觀點出發，對這一趨勢應予以提倡。舉例來說，塗有黃油、果醬和奶酪的小麵包，另加一個雞蛋的早餐，所含的脂肪量比全脂牛奶、水果和穀類食物的早餐脂肪量高約七倍。一頓好早餐應包括這樣三件東西：穀類食品（如未去麥的粗麵粉麵包、八寶粥、黑米麵包、窩窩頭、茴香菜包等）水果和奶製品。最好喝含脂肪少的牛奶。誰吃這樣的早餐，誰就一箭三鵰；豐富的碳水化合物、少脂肪、豐富的維生素和礦物質。

## ●注意攝取維生素、葉酸和鐵

二十五～四十歲的女性的早餐，應至少滿足其百分之五十的日維生素和葉酸，特別是維生素C和鐵的需要量。

當今，大多數女性都沒有從食物中攝取足夠的鐵和葉酸。如有可能，可從午餐和晚餐予以補充。肉、內臟、小米、茴香可滿足人每日所需的十～十八毫克鐵的需求量。維生素B則可從瘦肉、魚、肝、全麥麵包、馬鈴薯、花生等食物中攝取。

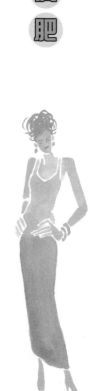

## 巧吃中餐能減肥

中餐向來以又油又膩的形象深入人心，縱使色香味俱全，也會令減肥者卻步。可是為了減肥一直吃西餐，總是覺得胃口不適。下面告訴你一些關鍵的技巧，這樣就會使你既可以吃到美味的中餐，又不會使減肥付之流水。

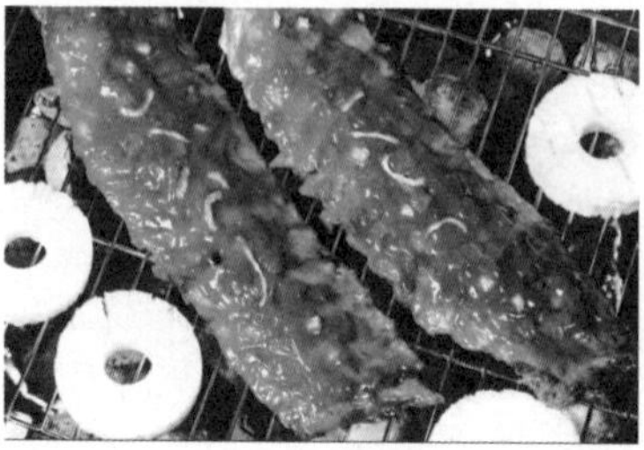

### ●堅果類、勾芡食物少吃，多吃蔬菜

未上菜前的瓜子、花生及冷盤中的松子、核桃、腰果盡量不吃。

出門前先吃些含高纖維的蔬菜增加飽足感，以減少宴會中的飲食量。用餐時並多吃每道菜的「配角」，如盤飾之青江菜、油菜、生菜等蔬菜如有勾芡湯汁，應先將湯汁滴乾，以減少脂肪的攝取。

勾芡食物，如魚翅羹、鮑魚羹等，含有大量的太白粉及油，應盡量少吃，否則應先將湯汁瀝乾後再食用。切勿將湯汁泡飯，因為湯汁中含大量的脂肪。

### 高油烹調或脂肪含量高的食物少吃

佛跳牆、五更腸旺等高油烹調食物，碎肉丸、獅子頭、蝦丸、火腿等動物性脂肪含量高的食品，應當少吃。可多選擇蒸魚、冷盤或清燉的菜餚食用。若湯或菜餚中含大量浮油，應撈去浮油再食用。中式餐會中的油炸食品或油酥類點心，應盡量避免。

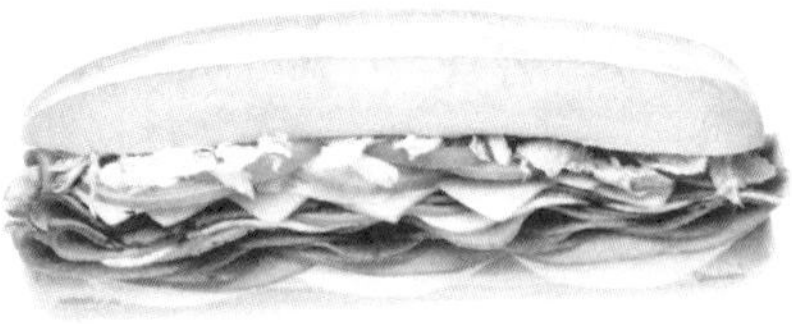

### 不必每道菜都吃

可每兩道菜選擇一種自己較喜歡吃的菜吃就好，不必每道菜都吃，否則，肉類的攝取量一定會超標。而雞肉、鴨肉可選擇骨頭較多的部分食用，因為剝去骨頭後實際上吃到的分量並不多，如此會有較多的滿足感。

多吃青菜有助於消化，若能在用前過過茶水，去除油膩就更好了。

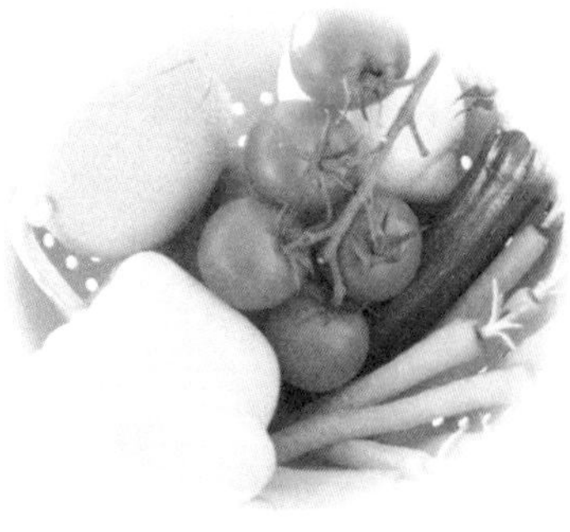

# 飲食減肥竅門盡在日常生活中

## ●慢慢享受食物，碟中留下一口

細嚼慢嚥不只是淑女的象徵，它確實是一條小小的秘訣。每嚥一口咀嚼二十下，可以更好地體會到吃的樂趣。

餐後，讓碟中留下一兩塊食物。如果你所點的菜中還剩幾塊雞、幾根薯條和一點蔬菜的話，挑一樣吃下就好了，剩下的還可以打包給家裡的「咪咪」呢。

## ●不要邊看電視邊吃晚飯，下午三時進點小零食

雖然感覺上悠閑輕鬆了很多，但你會在不知不覺中越吃越多，越吃越久。

整天叫著節食是毫無作用的！飢餓只會使你更暴躁。你可以少吃多餐，下午三時吃二三塊蘇打餅乾或水果，這會防止你到晚上像狼一樣撲向飯桌。

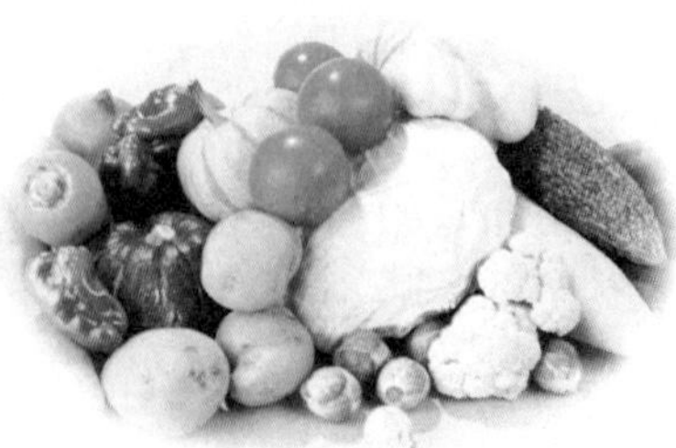

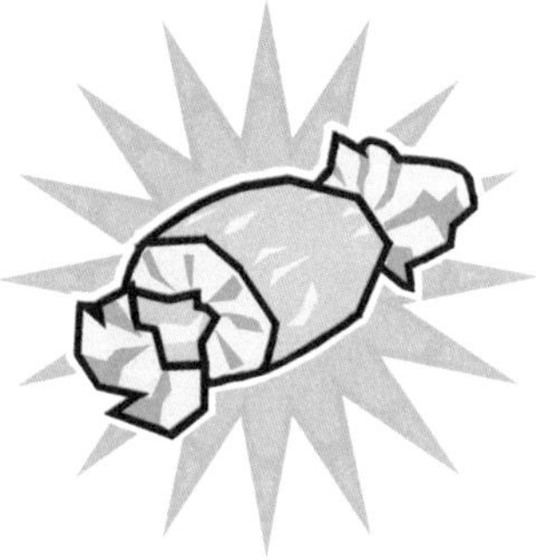

## ●早晨喝一杯溫開水，飯前喝湯和吃水果

早晨記住，喝一杯溫開水可以疏通腸道，還可稀釋血液黏度、降低血壓，同時記住白開水是最好的飲料，每天喝八杯，可加速新陳代謝，最重要的是你的皮膚會一整天富有彈性和光澤。

這是大家一貫的習慣，喝湯和吃水果總是在已經吃飽的情況下又塞進嘴裡的，這樣只會讓你的胃不斷撐大，接下來的情況是「又胖了」。如果將喝湯和吃水果放在飯前進行，你在用餐時就不會吃得太多了。

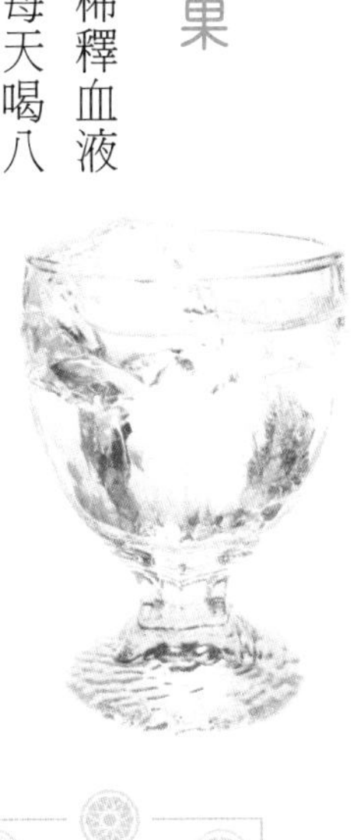

## ●買小包食物和散裝糖果

在購買一些食物和糖果時，選購小包裝或買散裝的吧。買小包裝的食品，感覺自己也小巧玲瓏了起來，但是只買一包，決不多買。

最易破壞你減肥計劃的就是逛超市時。若不想隨心所欲，就在購物前吃點東西，特別是在下午三～七時，是你血糖最低的時候，面對誘人的食物，會讓你慾望大增。

# 零食巧吃助減肥

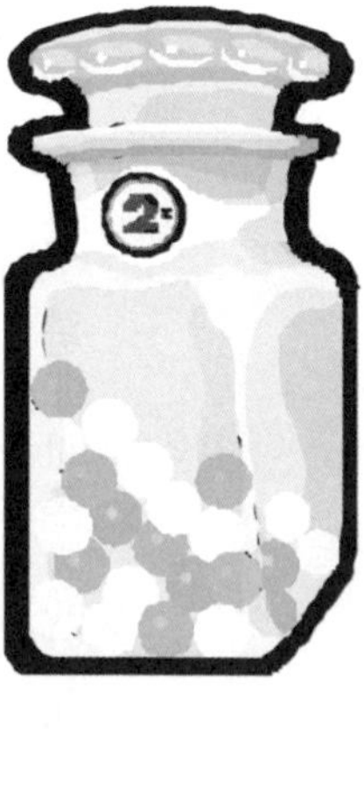

說起零食，大多是貶斥多多，功少過多，特別是對於要減肥的美眉來講，大多數人都認為那絕對是個禁區！愛之深，恨之切，一言難盡呀。其實，吃零食也有個「巧吃」的原則，如果得當，不僅使人更加健康，甚至有助於減輕體重。

## ●經過加工的零食應少吃

長久以來，營養專家一直警告說，許多經過加工的零食都只能提供無用的熱量，完全不含必需的營養料。不過，也有一些經過加工的小吃是常吃無妨的。營養專家贊成以下兩種：一是脆餅乾（最好不加鹽的），因為這種餅乾是烘製不是炸的；二是爆玉米，這種食品熱量小，纖維多。

專家說，如果你的零食配合你的營養需要，便可從零食所含熱量中得益最大，如選擇切成小片的肉食、家禽和水果、乾的早餐穀類食物，以及稍微煮過的蔬菜和牛奶製品。在購買零食時，應選擇附有卡路里卷標的。回家後，按照卡路里表（通常每一

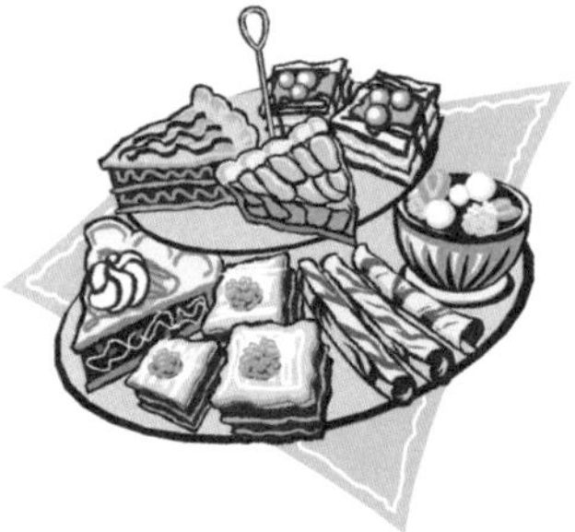

百克計算）將零食分成數份，以保鮮袋儲存起來。進食時，應限制自己每次吃一包。這樣不但讓自己清楚所進食的卡路里，更可有效地控制分量，避免過量進食。

## 吃零食時間要得當，與運動雙管齊下

「你應該為肚子而吃飯，不是因為時鐘告訴你用膳時間已到而吃！」美國芝加哥市西北大學醫學院營養學研究員莫克說。《奔波飲食》一書的作者、營養學家艾美琳解釋說，你吃東西後四～六小時，肝臟便會耗盡所儲存的碳水化合物——一種被人體轉化為血糖的食物。這時你便會感到疲倦、甚至可能覺得頭痛。如果想一天到晚都精力充沛，切勿連續五個鐘頭以上不吃東西。

美國一項最新發表的研究結果顯示，下午吃點零食還可增進腦力。研究人員說，吃下午點心的最好時間，是三～四時之間。

專家說，既做運動又吃有益健康的零食，是效果理想的減肥方法。這兩者都有助於控制食慾、增加體力、促進身體的新陳代謝。

每當你吃碳水化合物含量高的食物時，消化過程會把其中大約百分之十的熱量消耗掉。

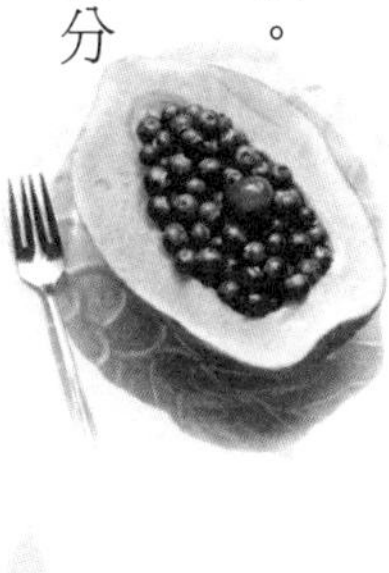

## 飲食減肥巧算食物量

研究肥胖症的學者認為，最安全的減肥速度是每週減肥不要超過一千克。肥胖的人如把食物減半，大約就可每天減去近四一八○千焦熱量，這樣每週就能減一千克。但如果您本來吃的不多，您可不能硬是減少四一八○千焦熱量，節食減肥期間每天所攝取的食物熱量不能低於四一八○千焦。

人體生理上每天至少需要四一八○千焦的食物熱量，才能從事安全而有效的運轉。否則，心肌和血管平滑肌的蛋白質會逐漸流失而造成心臟血管疾病，嚴重時會死亡，國外常有報導因每日攝入總熱量低於二○九○千焦而死亡的。另外，每天低於四一八○千焦的食物熱量如維持很久，會因人體細胞由於長期營養不足而轉變成癌細胞，種下數十年後得癌的不幸結局，這一點是一般人所未曾想到的。

長期營養不良是得癌症的主要原因之一。算一下你維持現在體重每天需要攝入多少熱量：

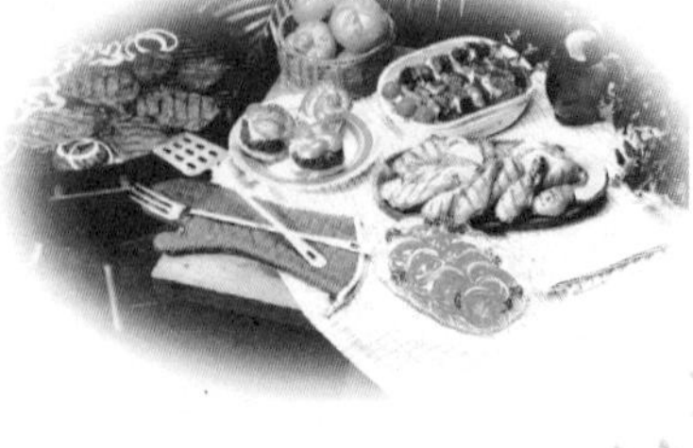

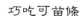

| 年齡 | 男（體重單位為千克） | 女（體重單位為千克） |
|---|---|---|
| 10～17 歲 | (17.5×體重＋651)×活動系數 | (12.2×體重＋746)×活動系數 |
| 18～29 歲 | (15.3×體重＋679)×活動系數 | (14.7×體重＋496)×活動系數 |
| 30～59 歲 | (11.6×體重＋879)×活動系數 | ( 8.7×體重＋829)×活動系數 |
| 60 歲以上 | (13.5×體重＋487)×活動系數 | (10.5×體重＋596)×活動系數 |

| 勞動強度 | 男子活動系數 | 女子活動系數 |
|---|---|---|
| 輕度 | 1.55 | 1.56 |
| 中度 | 1.78 | 1.64 |
| 重度 | 2.10 | 1.82 |

如：一位體重四七千克、年齡二十五歲的女士，工作是文秘（輕度勞動），她維持現今體重每天要攝入的熱量：（14.7×47千克＋496）×1.56＝1852卡（7741千焦）

由於有的人經常使用不健康的減肥品或經常節食，他的代謝水平可能會比常人低，也就是他不用攝入這麼多的熱量就可以維持現有體重，所以，請不要隨便使用不健康的減肥方法。

## 飲食減肥看血型

### ●O血型

可以靠吃瘦肉、動物肝臟、海鮮和綠葉蔬菜來控制體重，如果靠玉米、穀物、捲心菜、馬鈴薯來減肥的話，那將是徒勞。

## A血型

這類人適合以蔬菜為主的食譜，一些植物蛋白質，如大豆蛋白質對他們來講是最佳的保健食品，常吃可以預防心血管病和癌症的發生。這類食物對保持體型當然十分有效。

## B血型

對肉類和乳類食品尤為適宜，但對雞肉、玉米、番茄及大部分堅果和種子類食物卻不適宜。可選擇含肉類和乳類的減肥食譜。

## AB血型

他們既適應動物蛋白，又適應植物蛋白，其消化系統較為靈敏，因此，建議這類人不妨少吃多餐高蛋白食物，而魚、豆腐、綠葉蔬菜、乳製品則是較好的健康減肥食品。

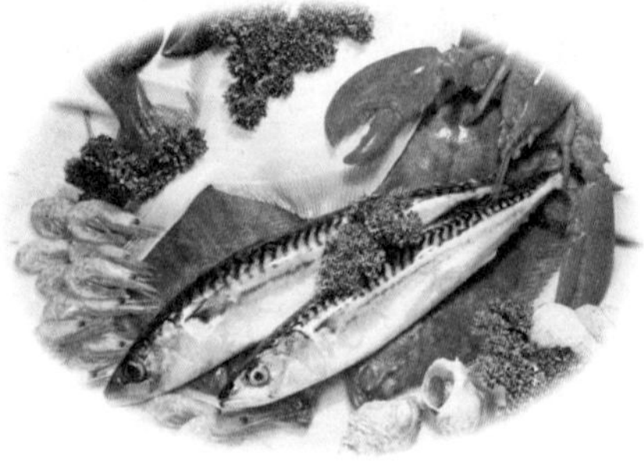

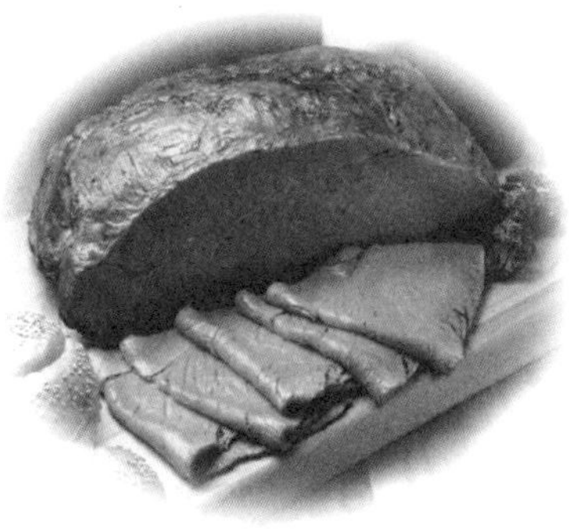

# 巧用均衡飲食減肥法

由均衡飲食而達到自然減肥，是一種科學減肥方法。它既不會限制人們的飲食口味，也不會對身體產生不良反應。均衡飲食自然減肥法主要是每日控制富含糖、脂肪的食物，增加富含纖維素、多種礦物質和蛋白質等成分的食物，在不影響人體正常生理功能的前提下，促進人體所蓄積的脂肪優先分解代謝，從而達到減肥的目的。

這種方法是將所有食物分為三大類，由均衡這三大類食物之間的攝入而達到減肥效果，具體分類如下：

## ●第一類食物是自由選擇不限量食物

這一類食物主要包括高蛋白類食物，有肉類、魚類、海產品、蛋類、大部分蔬菜類和調料類及飲用水等。第一類食物又分快速減肥的食物和一般減肥的食物。從第一類食物中選擇食物食用，你就不會再有飢餓、恐慌的感覺。你可堅信你所需要的營養成分已經全部從這些

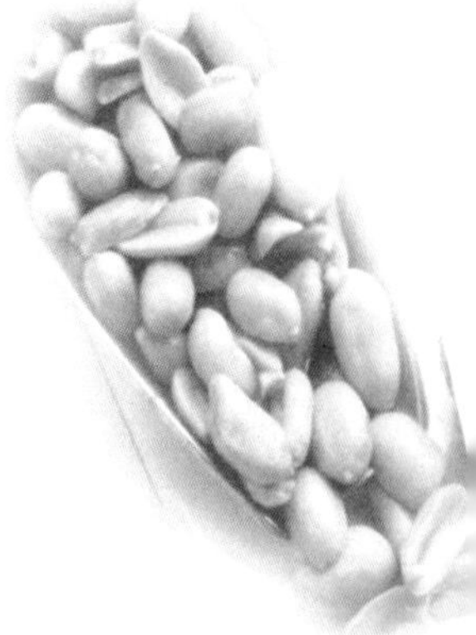

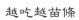

食物中攝取。第一類食物是減肥法一個很長的目錄，無需計算所食的數量，不用稱重，以吃飽吃好為原則，但必須完全脫去脂肪，不加油不加糖。

## ●第二類食物是自由選擇限種限量的食物

這類食物是根據最近的營養報導，每日膳食中需保證足夠的鈣和纖維素這兩種營養成分，分為含鈣食物和含纖維素食物。為保證每日的鈣需要量，必須吃富含鈣的食品，如牛奶、奶酪、發酵乳等這類食物共有五種選擇，每天從含鈣食物中選擇一種。

纖維素是食物中不可缺少的成分，以下是富含纖維素的食品：五七克全麥麵包；二八克燕麥；八五克乾杏脯；五七克無花果；兩個蘋果（帶皮吃）；四個李子；一個蘋果加一根香蕉（一百克左右）；二個橙子；二個梨；一九八克煮馬鈴薯（帶皮吃）；一七〇克豌豆；一四三克青豆；一一三克紅豆。從這類食品中選擇二種來保證纖維素的供給。

## ●第三類食物是按危險指數選擇的食物

這一類有容易引起肥胖的危險，是唯一需計算的食物。這類食物包括水果類、水果汁、水果乾、乾果類、糧食類、

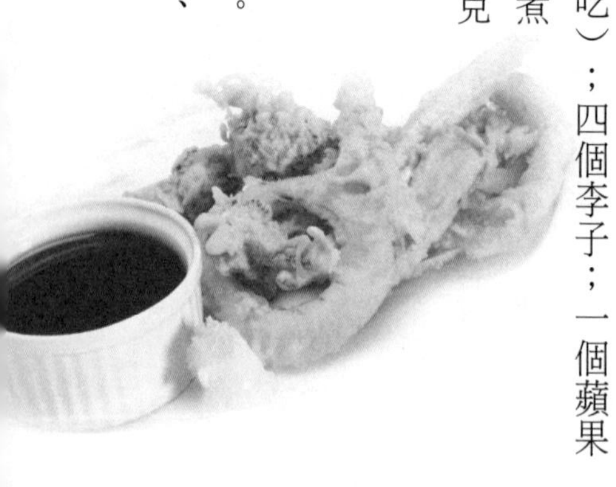

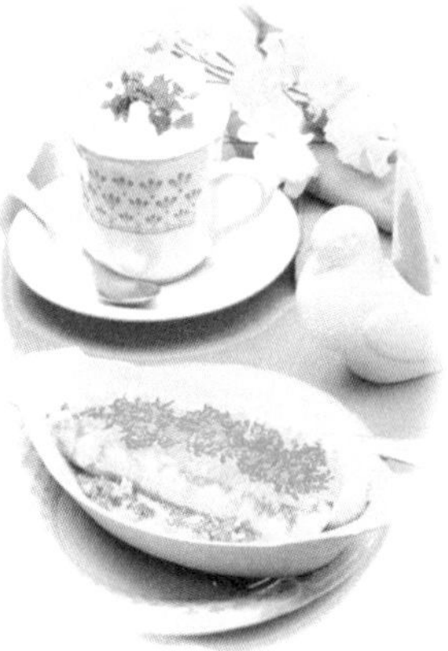

魚和肉的製品（加油、糖製成）、一些蔬菜、甜食、奶類、飲料等。科學已經證實，脂肪和糖是導致肥胖的兩個危險因素，這些食物的危險指數就是根據食物中脂肪和糖的含量評定出來的。由標記食物的危險指數，可幫助你明智地選擇食物，不同食物的危險指數是不一樣的，總的來說，水果類的危險指數都比較小，乾果類的危險指數都比較大。對這類食物危險指數的認識，你很快就會學會區別好的、壞的和使你變得肥胖的食物。在整個減肥過程中，是否能把危險指數控制在安全範圍以內（五～十五），直接關係到減肥的成功與失敗。

## 巧用飲食六步減肥法

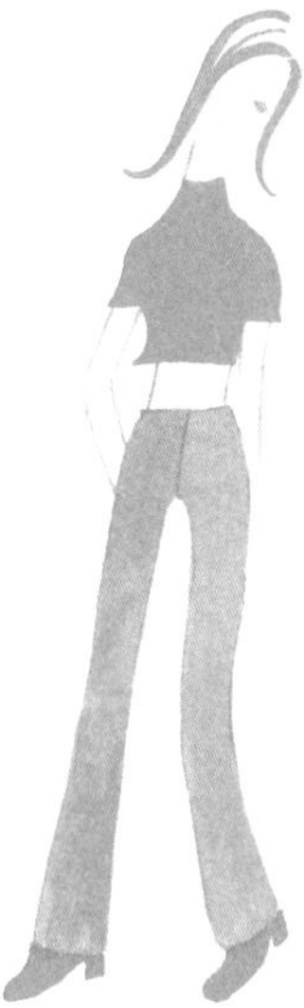

單純肥胖的根源是體內的熱量過剩，熱量的主要來源是食物中的油脂與碳水化合物。減肥的飲食原則是既減少膳食中的熱量，又能保證身體需要的蛋白質、維生素與無機鹽的供給量。這裡向追求健美的女性介紹一種叫做「一至六」的飲食模式，一般的城市女性都有條件做到。當然，首先您要有持之以恆的決心。

## ●一杯牛奶，兩份粗飯

每天喝一杯二五〇克的純牛奶（或優酪乳），主要是為了提供機體所需鈣質。在主食大米、精白麵粉做的主食之外，每天先要保證吃一份一百克薯類和一份一百克粗雜糧製作的食品。吃紅薯、芋頭、馬鈴薯等薯類飽腹感強，能降低您過於旺盛的食慾。最好安排在晚餐時吃，粗雜糧製作的食品有粗製麵包、玉米麵餅子等，能提供較多的B群維生素。

## ●三種水果，四份高蛋白食物

每天要吃一個蘋果、一個橘子。蘋果有多種保健功能，橘子含有大量的維生素C。此外，還要吃一種其他水果，如山楂、大棗、梨、柿子。三種水果共約三百克。

高蛋白食物平均每天合計為一五〇～二百克。一份是五十克豆製品，一份是五十克魚。另兩份是分別不超過五十克的雞蛋和肉類（雞肉、瘦豬肉或牛羊肉）。

高蛋白食物有助您在去除多餘脂肪時，不失肌肉的結實和保持、增強免疫力。

## ●五百克蔬菜，六杯水

其中至少一半應是深色蔬菜，如芹菜、菠菜、韭菜、油菜、葫蘿蔔、番茄。深色蔬菜還包括海帶、黑木耳、蘑菇等菌藻類，菌藻類以鮮重計。每天吃五百克蔬菜可以使您獲得充足的維生素、無機鹽與膳食纖維，讓您精力充沛。

水每天要喝不少於六杯，即超過一千五百毫升的白開水或茶水。千萬不要以為口不渴就少喝水。充足的飲水量能促使您體內代謝產生的毒素及時排出，並使皮膚潤滑。

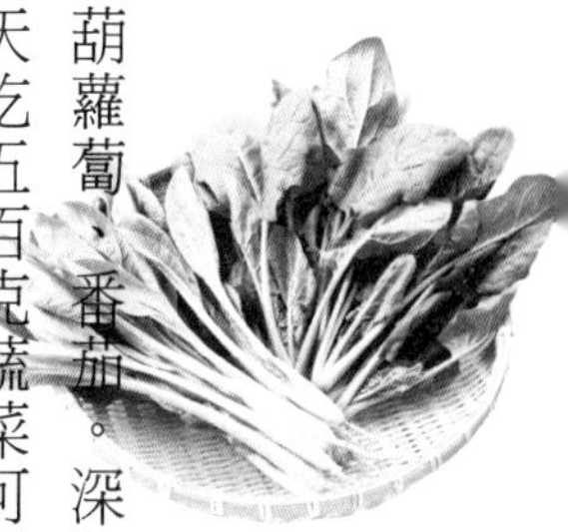

## 巧用分食減肥法

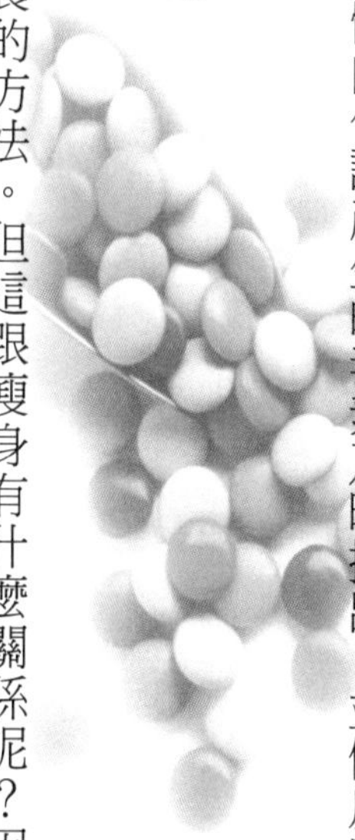

分食法，就是蛋白質、澱粉分食的方法。但這跟瘦身有什麼關係呢？因為身體的消化系統，要消化這兩種分子的時間是不一樣的：分解蛋白質六~八小時，分解澱粉三~四小時。如果總是蛋白質跟澱粉混著吃，你的胃要分泌不同的胃酶，去分別消化這兩種成分，消化系統會很辛苦，而且也會花費你較多的消化時間。

消化未完全時，攝取的食物很容易變成脂肪。如果在消化工作未完成時，就又開始攝取食物，不但會加重消化系統的負擔，還會讓消化不完全的食物囤積在體內，漸漸轉變成脂肪的形式存在。分食法必須搭配高纖維食物與水，身體廢物自然清得更乾淨。配合大量攝取高纖維、高水分的食物，身體會自動清洗毒素廢物，因而使身體健康、體重減輕。具體做法是：

### ●將所攝取的食物單純化，烹調清淡，瘦得更快

蛋白質跟澱粉不要一起食用，而且盡量選擇清淡的食物烹調方式，讓消化工作進行的更快速，所攝取的食物能夠很快被分解，自然就不用擔心會囤積在體內。

水約佔人體體重的百分之六十，是人體構成成分中，佔比重最多的部分。每天要攝取一千五百～二千毫升的水，因為水有助於排除體內的廢物，對於減肥有輔助的作用，但要注意不要一次大量的喝水，避免突然造成腎臟的負擔，應該分次攝取水分，而且不要在飯前十五分鐘與飯後兩小時喝水，因為這樣會稀釋胃液，影響消化作用的進行。

### ●攝取足夠分量的蘋果，才有飽足感

食物纖維是食物成分中，無法被體內消化和吸收的部分，因此不會形成能量，而且食物纖維在胃中會吸收水分而膨脹，讓你產生滿腹感，

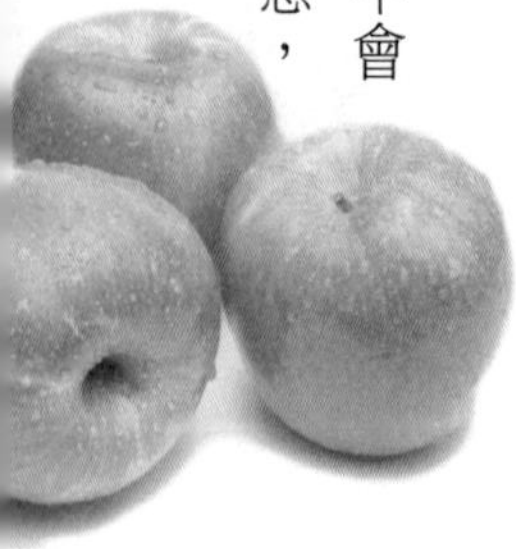

還有軟便、通便、吸收致癌物質的重要作用，這就是高纖維能成為減肥秘訣之一的原因。攝取蛋白質跟澱粉的量不限，但要吃下正確比例的蘋果才能達到減肥的目的喔！

### ●利用代謝最快的排卵期實施分食法，減肥最有成就感

在兩次生理期中間就是排卵期，此時身體的新陳代謝速度最快，如果能充分利用這段黃金時期，加強減肥的火力，很容易會讓體重有溜滑梯般的成就感。但要特別注意的是，此時也是食慾最好的時候，要減肥的美人兒在此時期更要注意食量，貫徹減肥計劃，一定會有事半功倍的效果。

愛吃甜食是生理期前七~十天的壞習慣，有想吃零食與甜食的慾望出現時，可適量的攝取一些低糖零食，來維持血糖濃度的穩定，對於情緒的穩定也有大幫助。

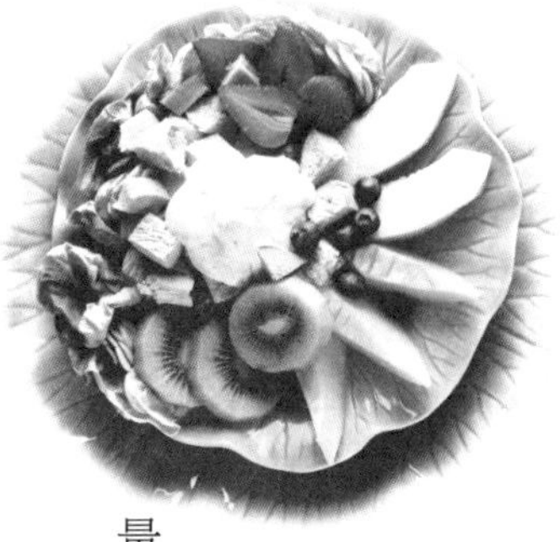

## 減肥族一日三餐巧搭配

減肥的重點就是在飲食上，如何由控制飲食進而達到攝入少量的熱量，是減肥的關鍵，而在減肥的同時，保證身體的健康是不容忽視的。

下面我們介紹一下減肥者應如何安排好一日三餐。

## ●早餐

由於一夜未吃東西，人體血糖下降，如果省略早餐，會使我們一上午的情緒都不穩定。合理的早餐應以主食及蛋白質並重，但要避免燒餅、油條等油脂高的食物，餐後再吃點水果，會使你整天神清氣爽。

## ●午餐

中餐選擇麵食時，避免炒麵、方便麵，而以清湯麵加青菜為主，一定不要淋上熱油。油炸類食物食用時，先要剝去油炸過的皮再吃，可減少熱量攝取。

## ●晚餐

上班族的晚餐通常是三餐之冠，但晚上卻是一天活動機會最少的時候，如果此時大量進食，熱量無法適量代謝，會在體內轉換成脂肪儲存，長期如此就變胖了。所以，晚餐應以低熱量並且七分飽為主，適量增加蔬菜的量，還要記住睡

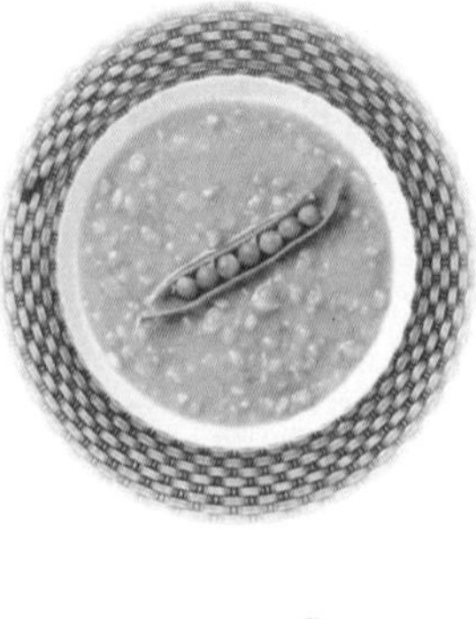

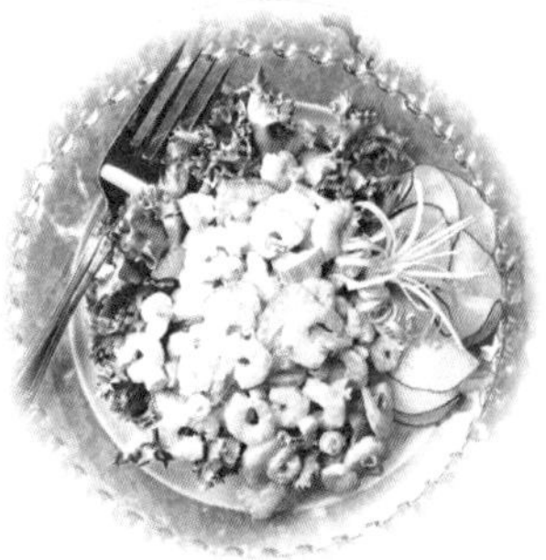

前三小時內禁止進餐，夜宵最好不吃。

在此基礎上，以少食多餐的方式安排一天飲食最好，如果你想吃點零食，可在下午吃些低熱量的點心，也可降低晚餐攝取量。

## 巧用素食減肥法

很多人都有個錯誤觀念，以為不吃肉，只吃素就可以減肥，於是大吃特吃水果、炒菜、各類素鹵味、素甜品等，結果體重不但沒減少，反而又有增長之勢。其實使用素食方法來減肥是相當有效的，只要選擇的食物是天然素食，加上低熱量的煮食方法，隨心意進食，即使吃很多都不會胖。

### ●素食減肥要天然

素食減肥的方法是否正確，秘訣在於我們所吃的食物是否以天然素食為主。城市人所吃的食物，大都屬精製過的食物，這些食物不需要消耗身體很多能量，便能消

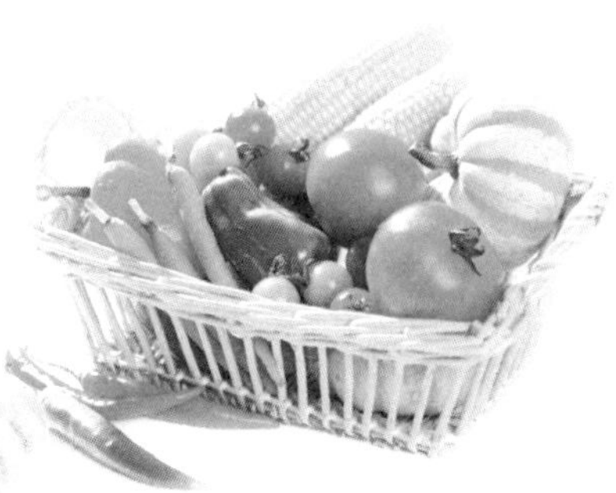

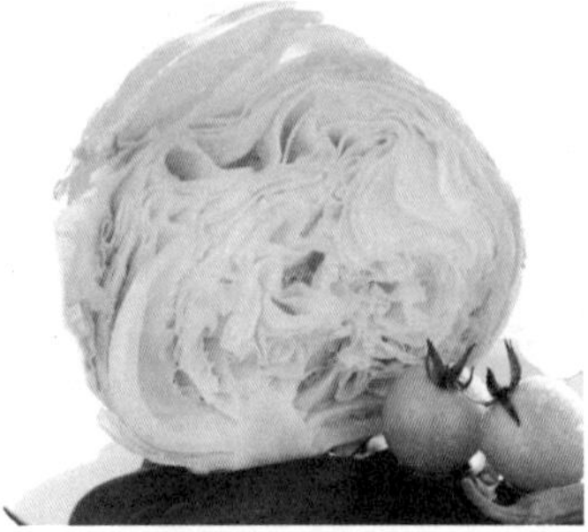

化，白米、麵包、蛋糕、薯片、泡麵等，都屬於這類精製食物。由於消化時間快速，很快又會有肚餓的訊息，如此吃進的食物多於消耗的能量，便會有肥胖的危機。人需要進食是自然的身體機能，強迫自己節食來減肥，身體的需要不能被滿足，雖然短時間內可能會減輕體重，但壓抑過久卻會引來反效果，結果影響新陳代謝，令新陳代謝減慢，甚至有發生厭食及暴食症的可能。

據營養師表示，正確地進食，可以讓人吃得滿足，不需挨餓，又可保持身材。例如，以一餐進食二〇九〇千焦為例，如果只進食幾塊已經達二〇九〇千焦熱量的牛油，吃過後自然仍感到肚餓，但如果進食二〇九〇千焦的天然素食，例如，一〇四五千焦的馬鈴薯加一〇四五千焦的番茄、菜心、蘿蔔、青豆等，就會相當飽，如果大家想奉行素食減肥，就要禁絕各種肉類，以及盡量減少或不吃油類。

## ●天然素食包括以下食物

天然穀物：大麥、糙米、粟米、燕麥、小麥等；全麥粉製品：全麥麵包等；豆類：青豆、豌豆、大豆、蠶豆、甜豆、紅豆、綠豆、眉豆等；綠色及黃色的蔬菜：生菜、菜心、芥蘭、菠菜、芹菜、西蘭花等；蔬果類：黃瓜、洋蔥、辣椒、番茄、菇類等；根菜：蘿蔔、沙葛、蓮藕等；香料及藥草等。

## 巧用個性減肥法

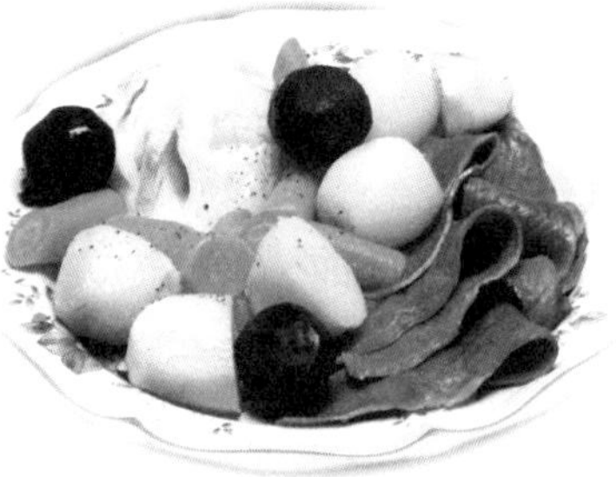

任何一種節食計劃，只要持之以恆，都可以幫你減輕體重，恢復苗條身材。但是，如果你選擇的節食方式，不適合你的個性，違背日常生活飲食習慣，就很難持久，一份精心設計的減肥計劃因此半途而廢。例如，夜間上班的職業婦女，就必須配合特殊的工作時間設計減肥計劃；沒有吃早餐習慣的女性，當然抱怨一日三餐的減肥食譜毫無效果了。

為了幫你找出適合自己的節食計劃，我們收集各種個案，做成測驗卷，請選擇適合你的類型（你可能屬於好幾種類型），然後仔細研讀每一種類型的分析，就能了解哪一種節食計劃適合你。

### ● 大食客

**表現：**從偶爾大吃一頓，到每天消耗大量食物者都算「大吃

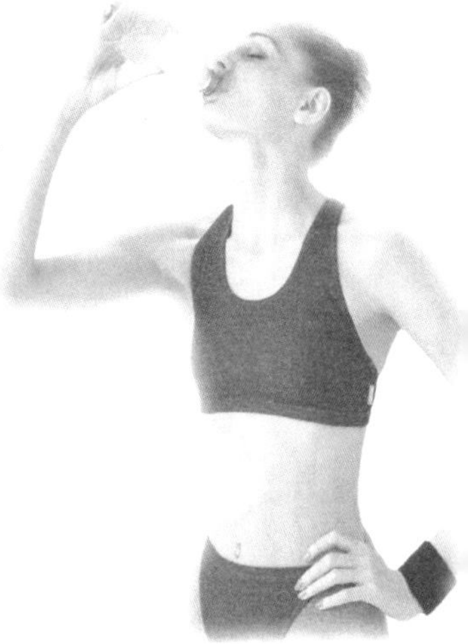

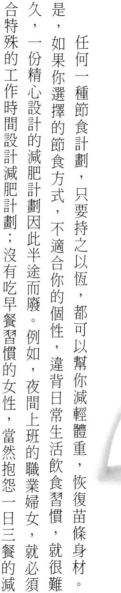

客」。一坐下就能吃下一大堆食物；你認為人生三大享受之一，就是晚上邊看電視邊吃光一大盒巧克力；獨處、憂慮不安或無聊的時候，必須以食物填補空虛的心靈；每次吃瀉藥減肥後，就會覺得自己「好可憐」。

**節食策略：**當你決定要節食時，不妨允許自己偶爾放縱一下。營養師特別為此型的新女性設計一張「騙術表」：把蔬菜、魚和蛋等不易發胖的食物，列在表的上端；而糖果、餅乾、冰淇淋等容易發胖的食物，則列在下面。然後從表的上面一路吃下來即可達減肥效果，因為即使是最能吃的大吃客都沒有「肚量」吃到下面的甜食。

大吃客的飲食習慣通常是，想吃就吃。所以，與其強迫自己忍住慾望，倒不如稍稍放縱一下，免得一發不可收拾，破壞了節食計劃。此外，宵夜也是大吃客的大敵，往往一時衝動吃下大量食物，事後再借減肥藥來控制體重。

這種混亂的飲食稱為「易餓症」，患者多半有情緒困擾，所以，想要減肥成功就必須從生理、情緒、精神各方面著手，才能成功。

## ●不停嘴的人

**表現：**不停嘴的人談起話來滔滔不絕，如果旁邊沒有人和你說話，就會渾身不自在；嘴裡必須經常嚼些東西——不論口

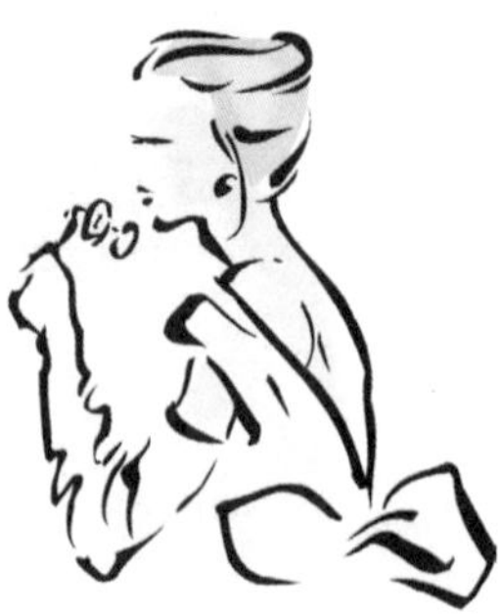

香糖、棒棒糖，或是小西點，都能令你精神百倍；每次經過麵包店或餐廳，就會有飢餓感，即使胃裡已塞滿食物，也不例外；對各家餐廳的招牌菜如數家珍；在臥房裡藏了一大包杏仁巧克力。

**節食策略：**整天不停嘴的人，首先就要學會如何自我控制。適合不停嘴者的節食秘訣：將冰箱塞滿小黃瓜和胡蘿蔔，這些蔬菜能夠滿足你咀嚼東西的慾望。

營養師也為這類型的人設計了有趣的「蔬菜水果節食法」：除了蛋白質（蛋和肉）、沙拉，以及維生素和礦物質等營養品的分量固定外，各種水果蔬菜則無限量供應，相信必能滿足不停嘴者的慾望。最不適合這類型人的減肥食譜，就是那些固定食物分量的減肥計劃。

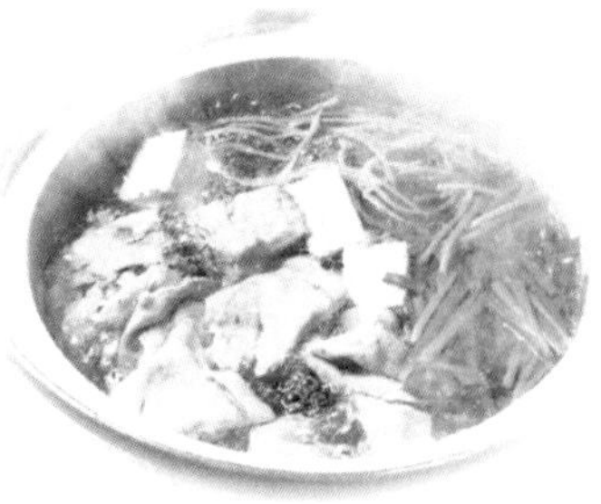

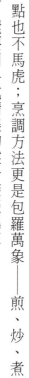

## 美食主義者

**表現：**中國人多半都是美食主義者，吃東西講究「色、香、味」俱全，一點也不馬虎；烹調方法更是包羅萬象——煎、炒、煮、炸，慢慢調製，還要用各式精美的盤子裝盛起來。

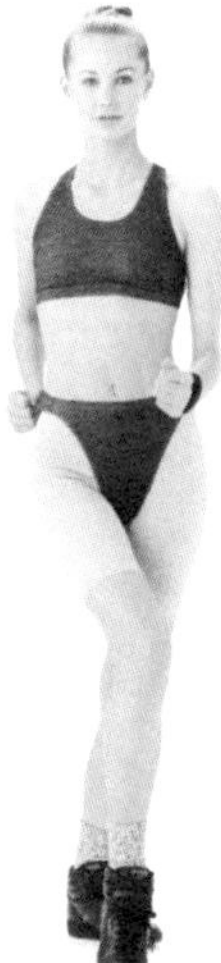

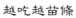

美食主義者喜歡閱讀美食雜誌和食譜；喜歡自己動手料理美食，對現成的快餐毫無興趣；注重食物的「色、香、味」，以及餐廳氣

氛；寧可走二十分鐘去「遠近馳名」的麵包店選購，也不願意在附近小麵包店購買。

**節食策略：**美食主義者即使是減肥時，也喜歡變化各種不同的花樣，把食物料理得美味可口。嚴格說起來，想要減肥成功，就必須以天然食品，慢慢取代膽固醇含量過高的食物。因此，這個節食計劃並不很理想。既費時間又易引起食慾。

## ●營養運動兼備者

**表現：**只吃全麥麵包；對於愛吃的點心，不僅止於品嘗，而且烹調技術高超；很有運動細胞。

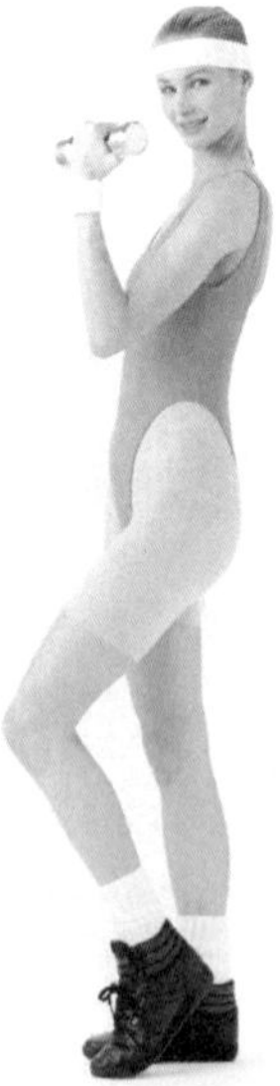

**節食策略：**適合運動員和健康食品熱愛者的節食計劃，包括高量碳水化合物和纖維質。這是一種「高健康節食法」，借助高碳水化合物低脂肪的食物，來達到減肥目的。適合身體健康者，不適合體重急劇下降者。

## ●忙碌的上班族

**表現：**時常工作到很晚，每天要八點鐘以後才能吃晚飯；有很多推不掉的應酬，一星期至少三次；時間表排得很緊湊，根本沒時間去計算卡路里，或進行節食計劃；

在外面吃飯，比在家吃飯的時候多。

**節食策略：**忙碌的職業婦女所選擇的節食法，最好能在餐館中進行，即使自己動手做也不需花太多的時間準備。繁忙的工作和各種突發事件，往往會擾亂正常的飲食習慣，連減肥者自己都無法控制。所以，職業婦女最好選擇彈性大，又容易遵守的節食計劃，譬如雞蛋節食法、蔬果節食法。

## 依賴性強者

**表現：**討厭自己一個人吃，或進行節食計劃；需要別人不斷的鼓勵，才能堅持節食計劃；天生廣結人緣者——喜歡和很多人做朋友；朋友知道你正在減肥，卻故意請你去吃義大利脆餅、炸雞或冰淇淋，你很難拒絕。

**節食策略：**這類型的人通常依賴性較強，需要有人在旁督促，才能繼續進行節食計劃。所以，依賴性強的人減肥時最好「招兵買馬」，和意志力較強的人一起減

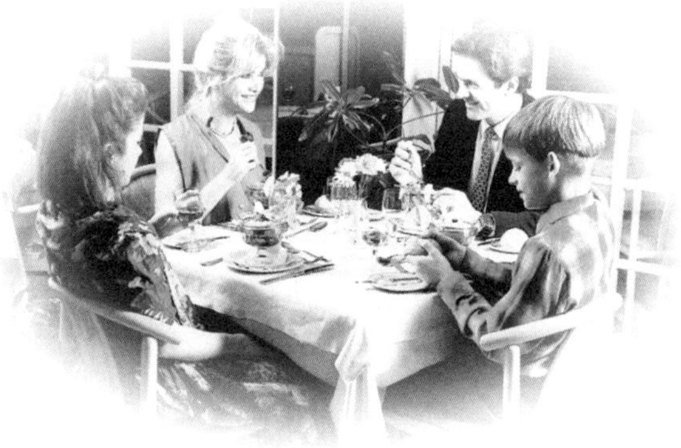

肥，比較有效。減肥食譜也以營養均衡，慢慢減輕體重者為佳。

你不妨找個好朋友當聽眾，隨時向他報告你的減肥情況，如此，朋友不但能鼓勵你，更能防止你打破禁忌又開始暴飲暴食。

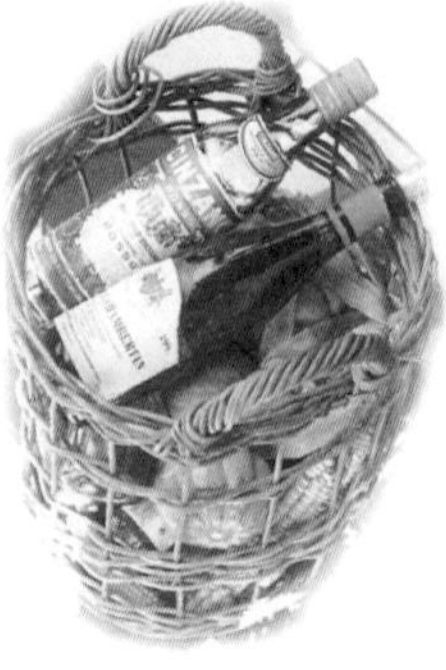

## ●速食者

**表現：**認為最「可口」的食品是既便宜，分量又多，而且包裝精美；不管誰，只要能給你一個麥香雞，你就「無條件」接受他的要求，乖乖聽話；絕不挑食，連速食麵都吃得津津有味。

**節食策略：**喜愛西式快餐者有兩種節食法可選擇，其一是減少速食店用餐的次數，並且限制飲食中脂肪、蛋白質、碳水化合物的量。所以點食物時，應選擇普通漢堡、沙拉；而不要選高卡路里的大漢堡或薯條、可樂。其二是改變飲食習慣，盡量避開西式的漢堡、奶酪、薯條等高卡路里食物，改吃日本料理和中國快餐。

找出適合自己個性及飲食習慣的節食計劃後，最好趕緊展開節食減肥行動，相信不久你就是個健美可人的新女性了。

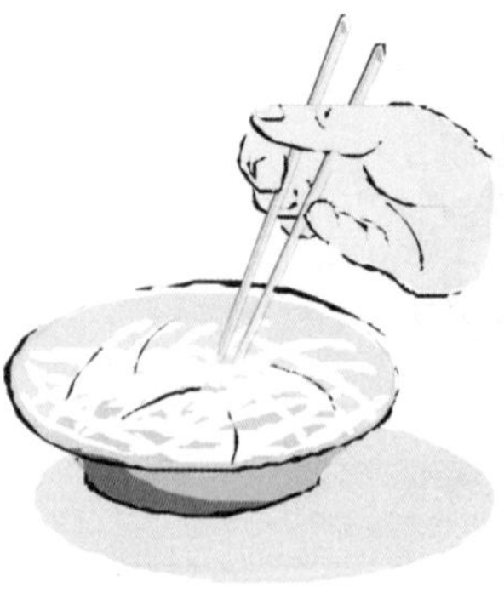

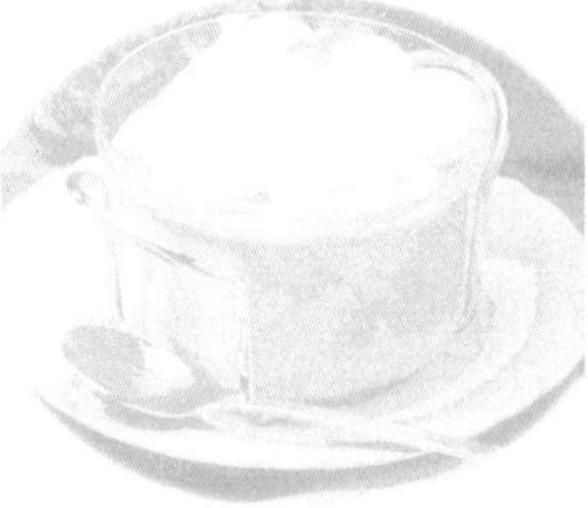

# 減肥飲食巧烹飪

吃，常使減肥者犯愁。吃多了，減肥無望，甚至更胖；吃少了，飢腸轆轆，令人難熬，甚至營養也發生問題。那麼，怎樣才能使得飲食既符合低熱量要求，又令食者有飽腹感呢？一些學者為此作了研究，認為若能在烹飪方法上「巧」安排，可以兩全其美。

## ●食物做薄小，蛋做成茶葉蛋

五十克麵粉，可以做成十幾個小餛飩或烙成多張薄餅，也可以做成一個饅頭，然而食入腹中，前者就顯得量多而飽腹。

煮雞蛋、蒸蛋羹、蛋花湯、茶葉蛋等，都是用蛋烹飪而成，但相對來說，茶葉蛋在胃裡停留時間較長，比較耐飢。

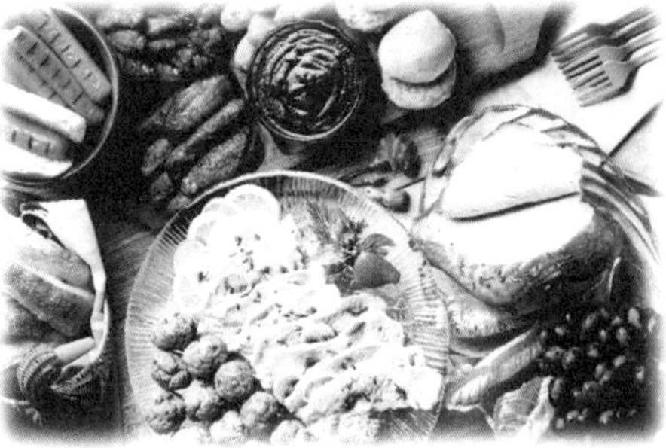

## ●巧吃豬肉

在魚、蝦、雞、兔、豬肉等食物中，吃豬肉後產生的熱量要比其他食物高三～六倍，因此，肥胖者應少吃豬肉。有的人喜食豬肉，則宜食肉絲、肉米、燜排骨（帶骨）等為佳。

## ●烹調保持維生素，少炸、煎

烹調蔬菜應該洗後切，及時下鍋，急火快炒，這樣可使維生素C保留百分之六十～八十，B群維生素和胡蘿蔔素保留更多。

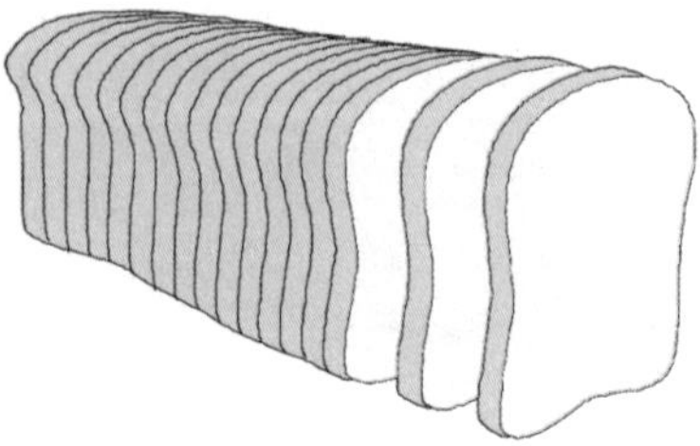

採用蒸、煮、熬、燉、涼拌等烹調方式，入食後可以減少熱量攝入。符合低熱量且有飽感的要求。例如，醬汁蝦（連殼）比炒蝦片顯得量多而少油。

魚、肉在烹調時，採用紅燒、清燉方式還可減少維生素損失，而炸、煎的方式損失較多。魚、肉類還要防止燒焦，因燒焦後會產生一種致癌物質——氨甲基衍生物。

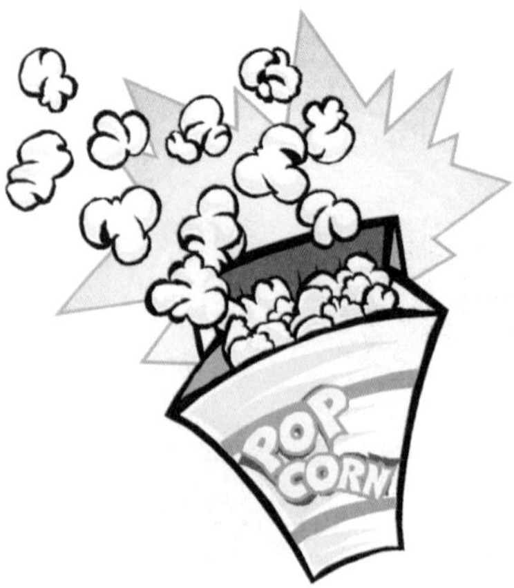

# 根據體型巧瘦身

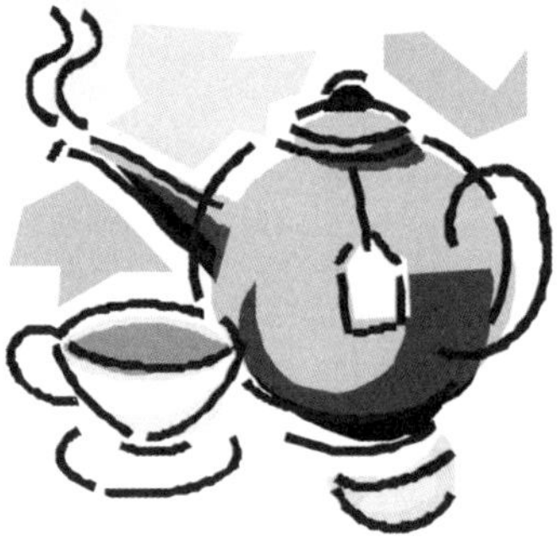

### ●上腹聚脂

身體的新陳代謝率降低，加上平時缺乏運動，而且喜歡吃甜品和冷飲，肥肉就很容易積聚在上腹部位。

飲食瘦身方法是改吃天然糖，讓一向嗜甜的你忍口戒甜，總會覺得難捱，甚至搞到情緒低落，其實開始瘦腹時可以給自己一個緩衝期，以天然糖代替精製糖，例如，用蜂蜜取代白砂糖，逐步將口味改變，達到減腹效果。

### ●下腹贅肉

日日駐守辦公室，吃飽就坐，有時工作忙起來連水都來不及喝，所以，好多人都有便秘難題，久而久之，「將軍肚」就不知不覺跑出來啦！

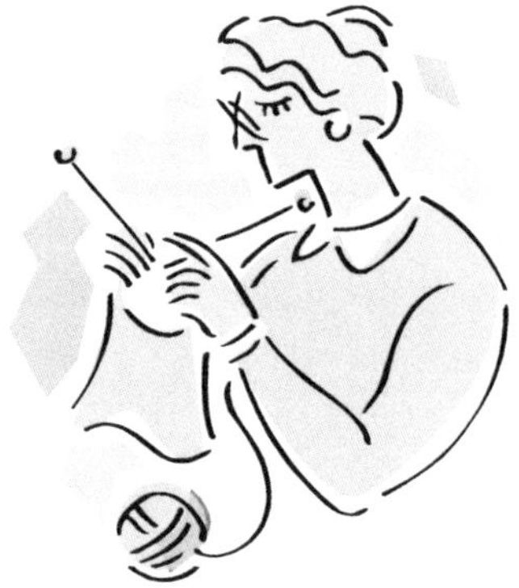

飲食瘦身方法是多喝乳酸菌飲品清腸，增加乳酸菌和纖維素的攝取量能改善便秘問題，加速腸胃活動機能，成功趕走廢物；少鹽防腹脹，攝取過量鹽分會增加澱粉質的活性，促進身體吸收澱粉質，而且鹽分是造成體內積水的重要因素。想謝絕水腫，就要戒吃濃味食物啦！

## ●水桶粗腰

一條水桶腰足以令你身材毫無線條可言，主要是怪你貪吃之故，從今日開始節制食量吧。

飲食瘦身方法是慢嚼、多吃菜、減食量。每餐細嚼慢慢品嘗，可以令你提早感到飽意，還要在主菜來前先吃一盤生菜沙拉，既飽肚又不怕肥。而且盡量戒食煎、炸、油膩品，多選清蒸煮法。

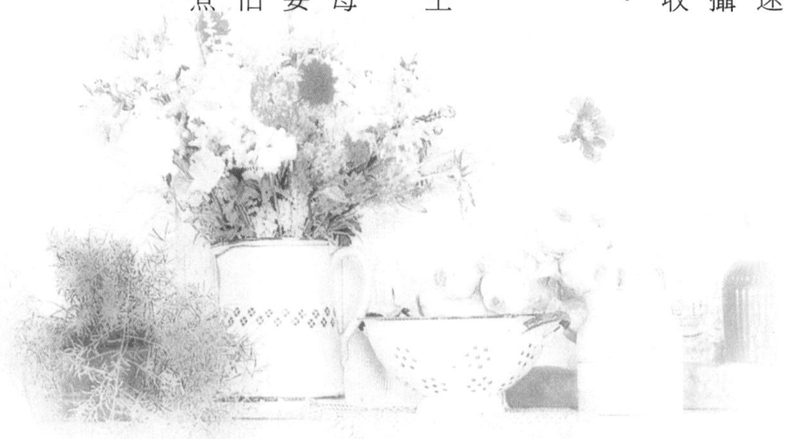

# 減肥巧擇食

# 巧用六日減肥食譜

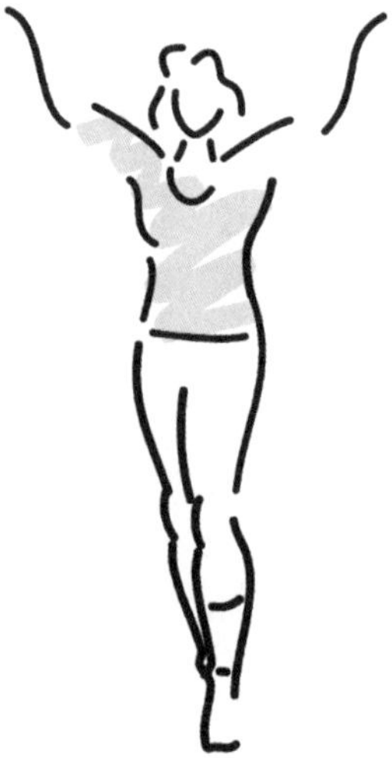

想減肥的女性多半都會控制飲食，但是，常常有人吃得少可就是不瘦，或者吃得少但犧牲了健康，這樣得不償失！

怎樣天天有美食吃，天天吃得不同，還能夠瘦下來呢。

## ●星期一

【主打減肥菜：冬瓜】

**推薦理由：**冬瓜味甘淡而性微寒，具有利水消腫的功效，若能帶皮食用，效果更佳。常吃冬瓜，可去除身體多餘的脂肪和水分，起到減肥作用。

**貼心叮嚀：**第一天減肥，不要光有決心和熱情，最好靜下心來，完整地製定出一週的減肥計劃，告訴自己必須嚴格照章辦事，決不許偷懶犯規！理智地開始減肥，這是個不錯的起點！

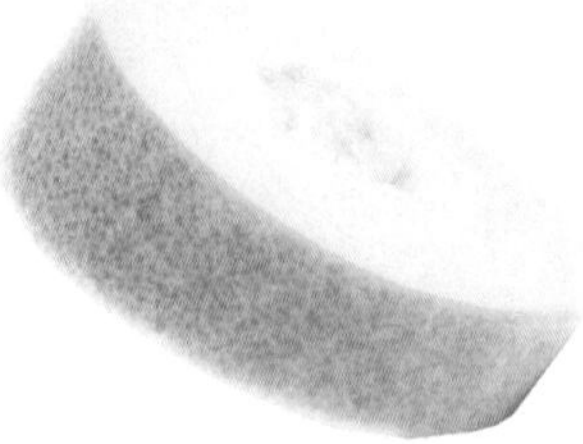

**瘦身食譜：**三色冬瓜絲

原料：冬瓜、葫蘿蔔、綠尖椒。

調料：鹽、味精、沙拉油、澱粉。

做法：冬瓜、葫蘿蔔、綠尖椒切成絲，用溫油汆燙一下，撈起後待用；全部蔬菜再用沸水燙一下，去除油膩；鍋內放少許油，下入全部原料翻炒，調味後勾芡，即可。

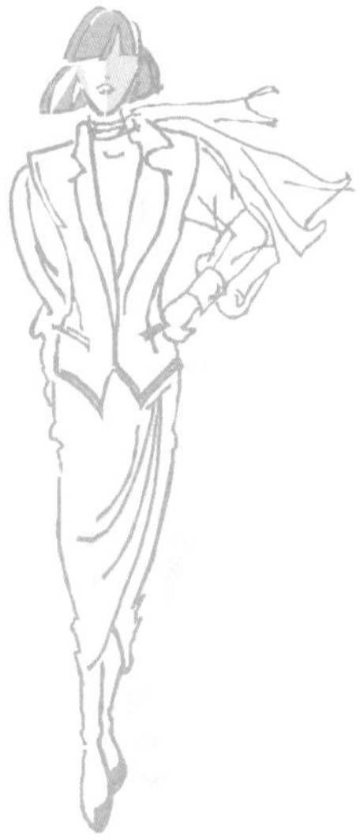

## ●星期二

### 【主打減肥菜：韭菜】

**推薦理由：**韭菜除了富含鈣、磷、鐵、蛋白質和維生素等多種營養物質外，還含有大量纖維，能增強胃腸的蠕動能力，加速排出腸道中過盛的營養及多餘的脂肪。

**貼心叮嚀：**不能過隨心所欲大吃大喝的日子，總覺得有些難熬。不妨多翻翻雜誌，既可以尋找最新的減肥方法，又能分享其他減肥族的心得。記得給自己打氣，一定要堅持下去喲！

**瘦身食譜：**韭菜炒黃喉絲

原料：韭菜、黃喉、胡蘿蔔。

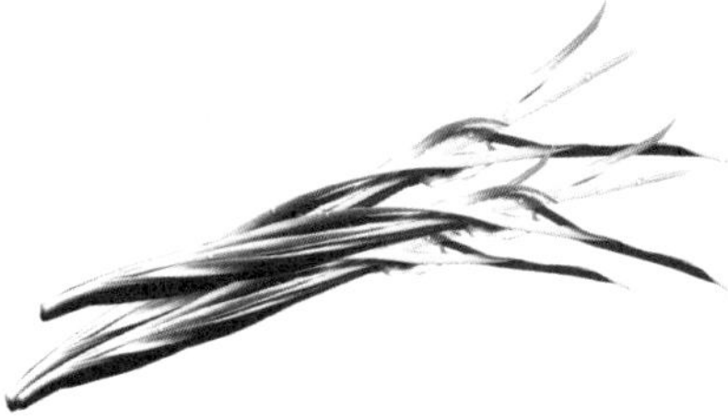

調料：鹽、味精、沙拉油、澱粉。

做法：韭菜洗淨、切段，黃喉、胡蘿蔔洗淨、切絲；用沸水將全部原料汆燙一下，撈起後待用；鍋內放少許油，下入全部原料一起炒，調味後，用澱粉勾薄芡，即成。

## ●星期三

### 【主打減肥菜：海帶】

**推薦理由：**海帶清熱利水，有祛脂降壓的作用。它所含的多種礦物質及維生素能減少人體攝入的脂肪在心臟、血管、腸壁的沉積，堪稱消脂減肥的佳品。

**貼心叮嚀：**減肥已經三天了，除了盡量少吃，還應該多喝！多喝水可以加快代謝，最好多喝茶，特別是烏龍茶，可以去除油膩，對減肥有很好的輔助效果。好好加油吧，千萬別懈怠。

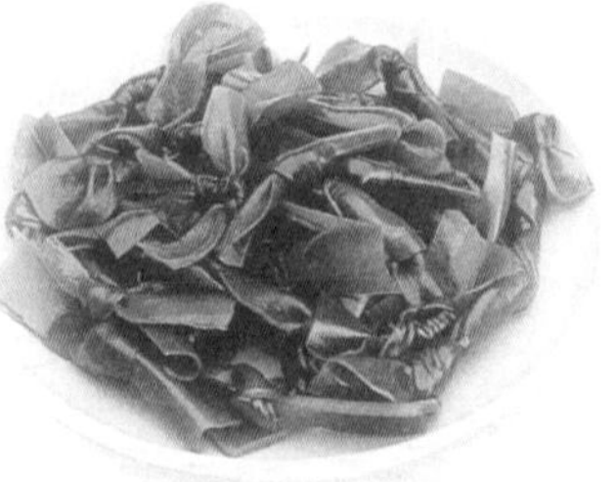

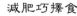

**瘦身食譜：**海帶燴雞柳

原料：海帶、雞胸肉、紅尖椒、綠尖椒、蔥、薑。

調料：鹽、味精、沙拉油、高湯、澱粉。

做法：海帶用水泡開、洗淨、切成條，紅、綠尖椒去籽後切成條，用沸水汆燙一下；雞胸肉切成條，用適量鹽、味精、澱粉碼味後，下油鍋燙一下，撈起後待用；鍋內放少許油，下入蔥末、薑末炒香，加高湯，並放入全部原料燴三分鐘，調味後，用澱粉勾芡，即成。

## ●星期四

### 【主打減肥菜：白蘿蔔】

**推薦理由：**白蘿蔔味甘性涼，有消膩、去脂、化痰、止咳等功效。它還含有膽鹼物質，能降低血脂、血壓，非常利於減肥。

**貼心叮嚀：**減肥到現在，想過放棄嗎？趕快觀賞幾部俊男美女演繹的佳片。畫面上漂亮美眉的完美身材和迷人樣貌，會給減肥者帶來無窮動力。向著高標準不斷努力吧，好身材一定是你的。

**瘦身食譜：**白蘿蔔燒墨斗魚

原料：白蘿蔔、墨斗魚、紅尖椒、綠尖椒、蔥、薑。

調料：鹽、味精、沙拉油、高湯、澱粉。

做法：白蘿蔔切成菱形塊，紅、綠尖椒切塊，用溫油將蔬菜汆燙一下；墨斗魚洗淨，用沸水汆燙一下，撈起後待用；鍋內放少許底油，先放蔥末、薑末，再下入全部原料和適量高湯一起燒三分鐘，調味後勾芡，即可。

## ● 星期五

【主打減肥菜：綠豆芽】

**推薦理由：**綠豆芽含有豐富的植物蛋白和多種維生素。它非常適合製作家常菜，或涼拌或烹炒，全都美味無比。經常食用綠豆芽有助於消膩、利尿、降脂。

**貼心叮嚀：**一心只想著減肥，皮膚好像沒有以前好了！立刻為自己調配一盅美容茶——嬌艷的千日紅、乾玫瑰花蕾、小朵的野菊花……氤氳的香氣中，肌膚重煥光彩。

**瘦身食譜：**綠豆芽炒鱔絲

原料：綠豆芽、鱔魚、紅尖椒、綠尖椒、薑。

調料：鹽、味精、沙拉油、澱粉。

做法：鱔魚洗淨，用沸水汆燙一下，撈起後切成絲，紅尖椒、綠尖椒去籽後切絲；綠豆芽、紅椒絲、青椒絲一起用沸水汆燙，撈起後待用；鍋內放少許油，下入薑絲炒香，放入全部原料翻炒，調味後，勾薄芡，即可。

## 【主打減肥菜：木耳】

**推薦理由：**木耳味甘性寒，是一種高蛋白、低脂肪、多纖維、多礦物質的著名素食。木耳中還含有一種多糖物質，能降低血脂和膽固醇，有效抑制肥胖的形成。

**貼心叮嚀：**減肥者常會覺得飢餓，可以吃少量的低糖水果充飢，反正聊勝於無嘛！明天是星期日，建議安排一些運動，鞏固來之不易的減肥成果。今晚，還應該寫一篇日記，認真總結一周的瘦身經驗。最後別忘了向自己提問：何時開始下一個減肥療程？

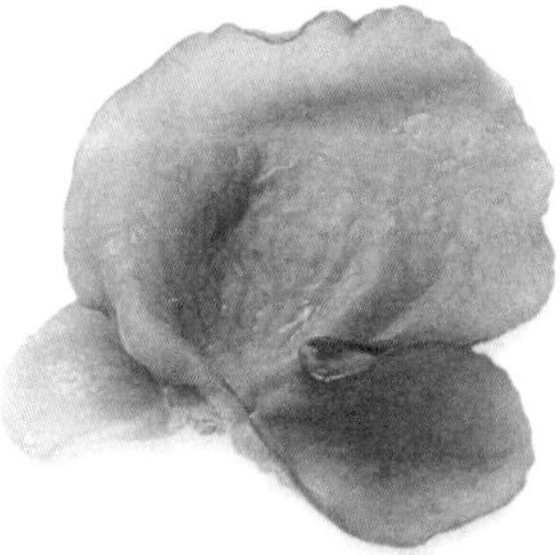

**瘦身食譜：**木耳炒百葉

**原料：**木耳、百葉、紅尖椒、綠尖椒、薑。

**調料：**鹽、味精、沙拉油、澱粉。

**做法：**木耳用溫水發開，洗淨後切成大片。紅、綠尖椒去籽後切成塊。薑切片，待用；用沸水將木耳和紅、綠尖椒汆燙一下，撈起；百葉洗淨，切成大片，用沸水快速的汆一下；鍋內放少許油，加薑片炒香，下入全部原料炒二分鐘，調味後，用澱粉勾薄芡，即可。

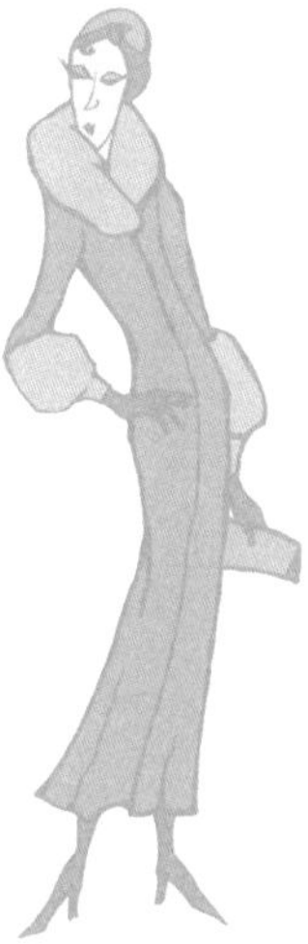

# 巧用七日減肥瘦身湯

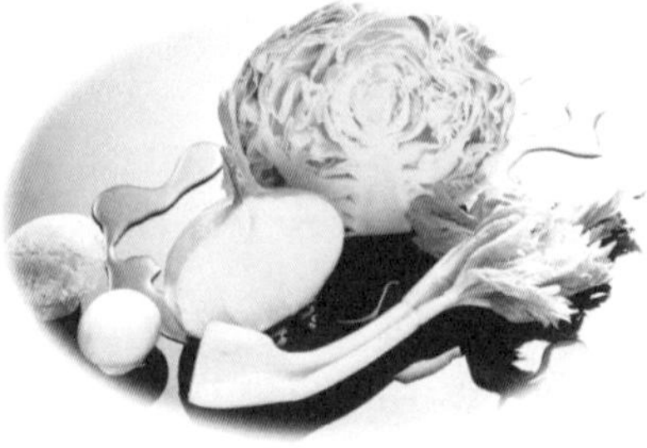

隨著生活水準的提高，體重超常者越來越多，於是人們可以從報刊、電視上隨處了解到各式各樣的減肥食品和方法。這裡介紹的這一方法是美國明尼蘇達州一家著名減肥中心所提供的特效減肥法。

七日快速減肥法中最重要的是，要按照本文所介紹的配料煮出減肥湯。如果能嚴格按照所規定的方法進食，減肥者在七天之內可減重四～七千克。如果七天之後還想繼續減下去，只要重複這一方法即可。如果中間停了一天打亂了飲食安排，則必須重新開始。

減肥湯的原料及製作方法如下：準備六個不大不小的洋蔥、幾個番茄或三罐番茄醬、一個洋白菜、二個辣椒、幾棵芹菜。把蔬菜切成塊，加水，放入鹽、辣椒或其他調料。先用大火煮十分鐘，再用小火繼續煮，直到把蔬菜煮爛了為止。

煮好的湯可以隨時喝，但湯裡不能放其他東西。如果中午不能回

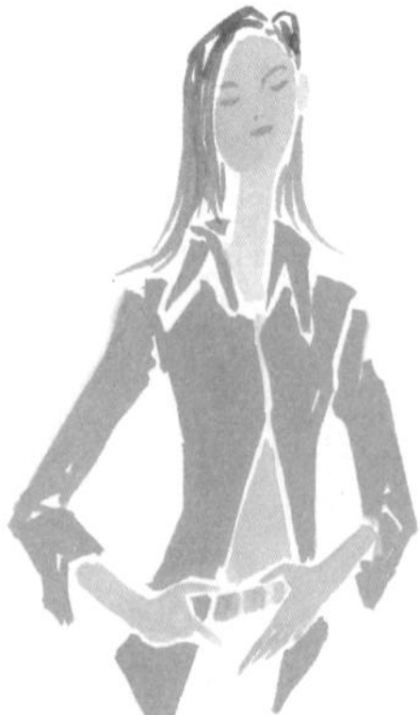

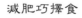

家吃飯或者出遠門，可以把湯裝入保溫杯隨身攜帶。

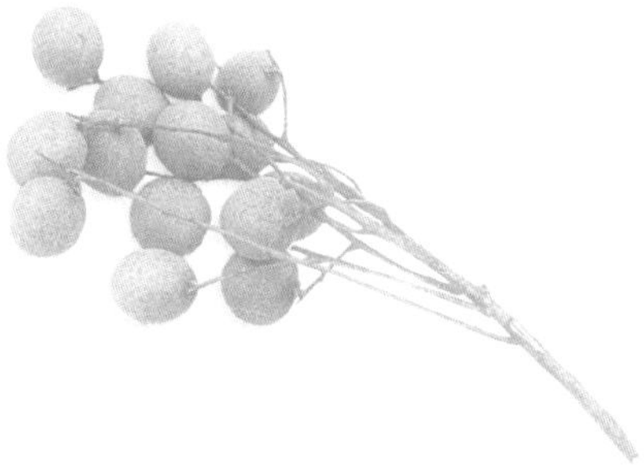

## ●第一天，湯和水果

除了香蕉外，其他水果都可以吃，不過甜瓜和西瓜要少吃，因其所含熱量比其他瓜果多。第一天只能喝湯和吃水果。如果喝茶、咖啡和果汁，請不要加牛奶和糖。

## ●第二天，湯和蔬菜

第二天除了喝湯外，可以吃所有的蔬菜，不限量，而且最好選擇新鮮的蔬菜。不要吃豆類和玉米。中午可以吃點烤馬鈴薯。請記住：不能吃任何水果，要多喝水。

## ●第三天，湯、水果和蔬菜

這一天不能吃烤馬鈴薯，湯、水果和蔬菜可以隨便吃，同時要多喝水。如果前三天都能嚴格遵照飲食規定，即可減重二～三千克。

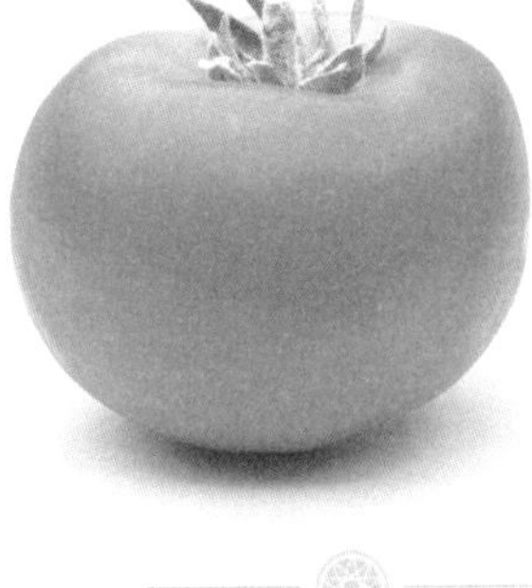

## ●第四天，湯、水果、蔬菜、牛奶和香蕉

除了隨便喝湯及進食水果和蔬菜外，還可以進食一杯牛奶和三根香蕉。切記：喝的牛奶不能超過湯的量。

## ●第五天，湯、牛肉和番茄

除喝湯外，可以吃些番茄、牛肉。牛肉可以吃二百克，番茄可生吃，不限量。這一天要求喝六～八杯水，只喝一次湯就可以了。

## ●第六天，牛肉和葉類蔬菜

牛肉和蔬菜隨便吃，還可以吃兩塊牛排，但不能吃烤馬鈴薯。除喝一次湯外，一定要多喝水。

## ●第七天，米飯、果汁、蔬菜和湯

可以吃點米飯和蔬菜，喝些不加糖的果汁，多喝水。蔬菜可以用蔥炒著吃。

事實上，若真正要減掉脂肪的減肥，至少要持續一個星期以上（因人體在降低食

量七天左右，才會降低對糖類的依賴，並開始以脂肪為熱量的供應來源）。雖然這麼做對自己的胃有些過不去，但這總比吃藥減肥來得更快更容易。

沒有什麼不良反應，而且這是用蔬菜做成的，對皮膚也有很好的保養作用！絕對是綠色減肥！大家快試試吧！

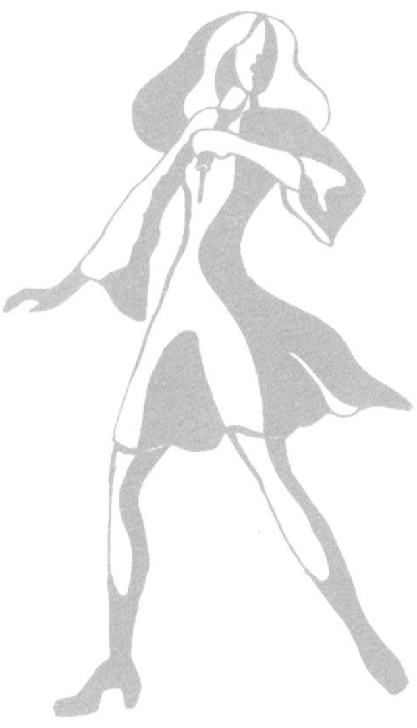

### 減肥筵席葷素菜——葷菜熗虎尾

**材料：**鱔背肉一五〇克，蒜頭五克，麻油五克，醬油、鹽、醋、糖、紹興酒、胡椒粉各少許，蔥結、薑片適量。

**做法：**將鱔肉洗淨，瀝乾水分，蒜頭去皮，用刀拍碎斬成蒜泥待用；鍋內放清水上火燒沸，放入紹興酒、薑片、蔥結，鱔魚絲入沸水鍋內燙透，撈出瀝乾，整齊地排入湯盆內；鍋洗淨上火，放入麻油燒熱，蒜泥入鍋煸香，加入醬油、鹽、醋、糖、原湯調成鹵汁，澆在鱔絲上，撒上一些胡椒粉，食時拌勻。

# 巧用十日瘦身套餐

## ●每餐吃一個煮得很老的雞蛋

你可以每隔一天煮六個雞蛋，就免去了天天煮的麻煩。雞蛋是你三餐的主菜。可以切片沾鹽吃。不過，即使是鹽，也以少吃為佳，鹽分太多會使體內儲藏過多水分而不易排出體外。不可以吃澱粉（米飯、馬鈴薯、麵包、玉米）、糖、蜂蜜、甜食和飲料。但水果是沒有禁忌的。

## ●沒有加糖的茶和咖啡可以隨意飲用

脫脂奶粉也可以喝，但一天不能多於三百毫升。最好是早上喝果汁，中午喝牛奶。另外，一百毫升的發酵乳可以代替牛奶，但是不可兩者都喝。

## ●十日減肥主菜單

早餐（每天如此）一個煮老的雞蛋，一杯三百毫升的葡萄汁，或半兩葡萄酒，不

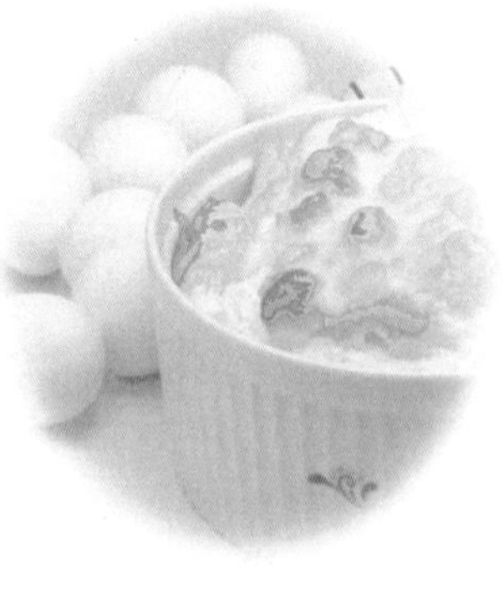

加牛奶或糖的咖啡，或檸檬茶，分量隨意。午餐（每天如此）一個煮老的雞蛋，煮牛肉、煮蝦或不帶皮的雞肉任選一種；半小碗生菜沙拉，如葫蘿蔔、菜花、小黃瓜、番茄、芹菜、菠菜等。每天晚餐都必須吃一個煮老的雞蛋，不加糖和牛奶的咖啡或茶可以隨意飲用。

## ●十日減肥菜單天天變

第一天，蒸蘆筍、魚、蔬菜沙拉、西瓜。第二天，煮羊肉、番茄、青豆、蘋果。第三天，烤牛肉，燉洋菇和青豆、蒸蘿蔔、橘子。第四天，牛排，番茄，梨。第五天，煮雞肉（去皮），蒸菜花，沙拉。第六天，煮瘦豬肉，蒸甘藍，沙拉。第七天，蝦仁拌洋蔥，番茄，青椒，橘子。第八天，烤魚，蒸胡蘿蔔，半杯葡萄汁。第九天，煮肉片，蒸青豆，蒸菜花，四分之一個香瓜。第十天，煮比目魚，生洋蔥和小黃瓜切片，加一茶匙油和醋，蒸菠菜，蘋果。

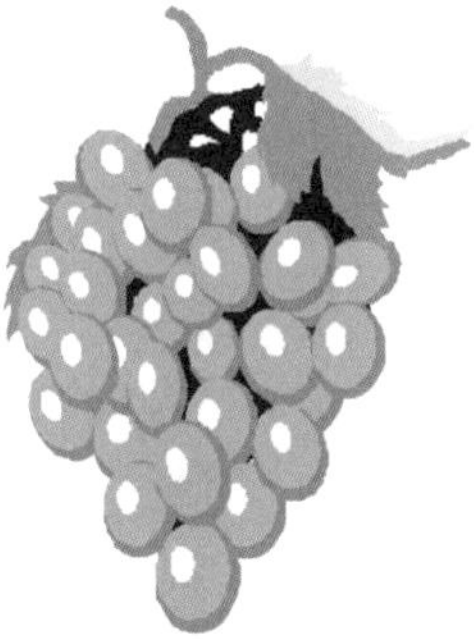

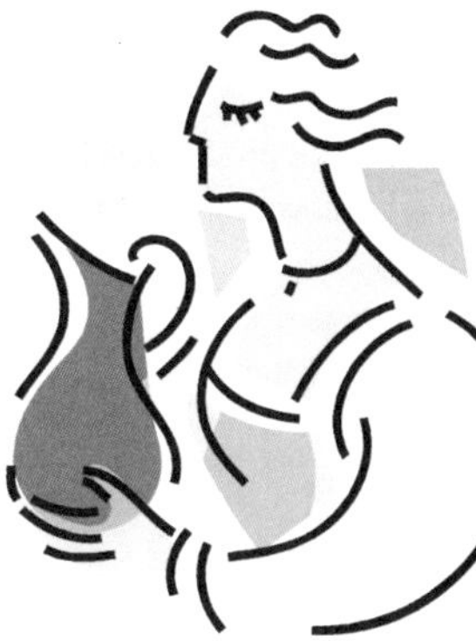

十天以後，如果你希望仍能保持住你的理想體重，你可保持減肥時期二倍的食物量，如果你又增加了一千克以上，就重新按照十日減肥法去做，保證你不會受到肥胖的威脅。

### 家庭巧煲苗條湯——清補涼瘦肉湯

**材料**：瘦肉二五〇克，生薏米仁十克，蓮子五克，百合五克，淮生十克，玉竹五克，芡實五克。

**做法**：把瘦肉放落滾水中煮五分鐘，取出洗淨；洗淨全部清補涼配料；把適量的清水煲滾，放入全部材料，煲三小時，湯成調味即可。

此湯清甜滋補，有去濕開胃，除痰健肺等溫和清涼功效，特別適宜身體瘦弱，虛不受補者飲用，是夏秋季節的合時湯水。

## 巧吃火鍋減肥技巧

### ●湯頭與火鍋料

可用白菜、白蘿蔔、高麗菜等蔬菜或用蝦米代替骨頭熬湯。若用骨頭熬湯時，則需去除浮在湯上的油脂再食用。在飲用火鍋湯時，也要先將上面的浮油撈掉再喝。

多選擇魚、雞肉或海鮮等脂肪含量較低的肉類或芋頭、玉米、冬粉等主食為主材料，而豬肉、牛肉、羊肉則淺嘗即可，但海鮮食物通常含較多的膽固醇，仍不可食用過量。

## 加工火鍋料與沾料

加工火鍋料（如魚餃、蛋餃、貢丸等）通常含較多的脂肪，煮火鍋時應盡量選擇天然的食物為佳；食用火鍋時蔬菜要多於肉類，可避免肉類攝食過多，且可增加纖維含量。

沾食用的沙茶醬、花生醬、芝麻醬所含脂肪較高，可先將上層油脂倒掉再使用，並盡量避免再添加蛋黃；或可減少沙茶醬的用量，另加入蔥、香菜、醋、大蒜、檸檬、九層塔、薑等香料增加風味。

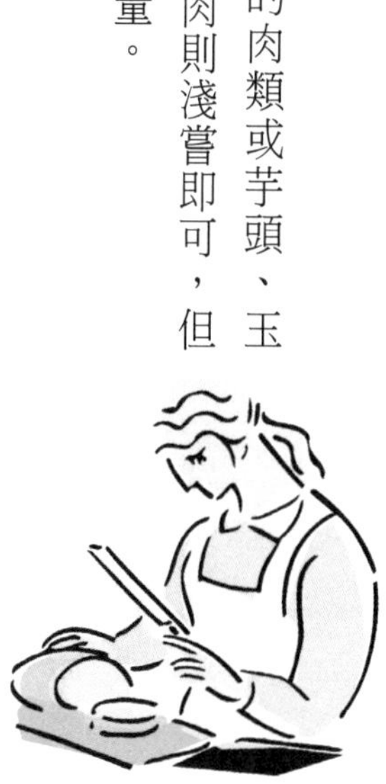

### 瘦身粥

將薏米三十克洗淨置砂鍋內，加水適量，先以猛火燒沸後改用文火煨熬，待薏苡仁熟爛後加入適量白糖即成，隨意食用。

## 巧用豆腐減肥

豆腐中含水分較多，南豆腐每百克含水分九十克，北豆腐每百克含八十五克水分；每百克南豆腐含蛋白質四・七克，北豆腐七・四克；南豆腐碳水化合物為二・八克，北豆腐二・七克；鈣含量為每百克南豆腐二四〇毫克，北豆腐二七七毫克；南豆腐中磷含量為每百克六四毫克，北豆腐為五七毫克；鐵含量為每百克南豆腐一・四毫克，北豆腐二・一毫克；硫胺素含量為每百克南豆腐〇・〇六毫克，北豆腐〇・〇三毫克；核黃素每百克南豆腐、北豆腐均含〇・〇三毫克；尼克酸為每百克南豆腐〇・一毫克，北豆腐〇・二毫克。

豆腐是高營養、高礦物質、低脂肪的減肥食品，豐富的蛋白質有利於增強體質和增加飽腹感，有利於減肥的堅持。適合於單純性肥胖者食用。豆腐製品如豆腐乾、油豆腐、豆腐皮中的蛋白質含量更高於豆腐，且都是減肥最佳食品。特別是巧妙烹調豆腐，能達到巧妙減肥的目的。以下介紹幾種豆腐及其製品的減肥吃法：

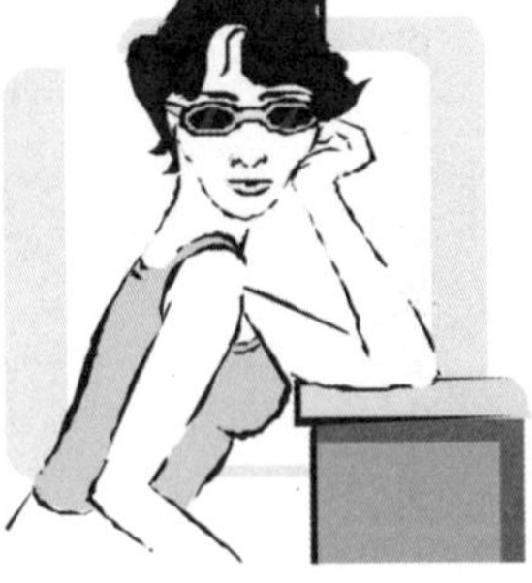

## 凍豆腐食法

據國外科學家研究證明，新鮮豆腐經冷凍後，其內部組織結構成分發生了變化，使其形態呈蜂窩狀。但是，維生素、蛋白質、礦物質等破壞較少。

經常食凍豆腐，有促進胃腸道及全身組織脂肪吸收的作用，從而達到減肥目的。凍豆腐吃法多種多樣，可依自己的愛好而定，既可做凍豆腐湯，又可與一些蔬菜炒食。此法最好每天食用，並保持一段時間方能收到較好的減肥療效。

## 金銀豆腐

**材料：**豆腐一五〇克，油豆腐一百克，草菇（罐頭裝）二十朵，蔥二根，水一百克，湯料（粉狀）十五克，醬油十五克，砂糖四克，蔥油四克，澱粉少許調成漿狀。

**做法：**豆腐與油豆腐均切為二公分見方的小塊，鍋中加水，待沸後加入湯料、豆腐、草菇、醬油、砂糖等，共煮十分鐘左右，加澱粉漿勾芡盛入碗中，周圍倒入蔥油，表面撒上蔥段。

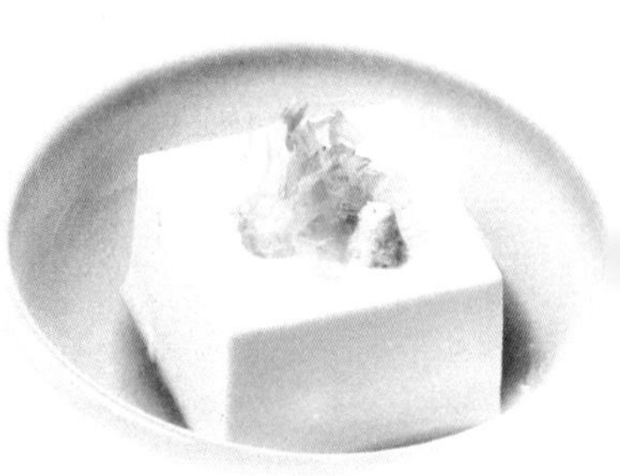

## 家庭巧煲苗條湯——老黃瓜瘦肉湯

**材料：**老黃瓜一千五百克，瘦肉四百克，紅豆一百克，蜜棗四粒，陳皮一小塊。

**做法：**選購黃澄澄皮色之老黃瓜，洗淨切邊去瓜瓤，切成大件；瘦肉原塊洗淨；紅豆也洗淨；陳皮浸軟，洗淨刮去瓤。把適量清水煲滾，放入老黃瓜、瘦肉、紅豆、蜜棗、陳皮，同煲兩小時，湯成調味即可。此湯適合暑熱天飲用，能清熱、解暑、止渴、利尿。

### ●核桃豆腐丸

**材料：**豆腐二五〇克，雞蛋二個，麵粉五十克，沙拉油五百克，高湯五百克，鹽、澱粉、胡椒粉、味精、核桃仁各適量。

**做法：**將豆腐用勺子擠碎，打入雞蛋，加鹽、澱粉、豆粉、胡椒粉、味精拌勻，作二十個丸子，每個丸子中間

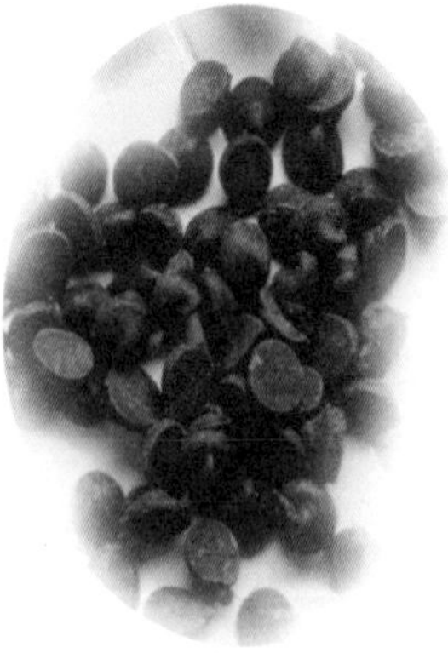

夾一個核桃仁。沙拉油上旺火燒至五六成熱，下丸子炸熟即成。

## 巧用豆腐渣減肥

豆腐渣因口感差幾乎被人們遺忘，但是，它含有豐富的蛋白質，而脂肪含量卻很低，豆腐渣富含纖維素，纖維素可吸收糖分，從而緩解身體對多餘糖分的吸收。豆腐渣可解除飢餓感抑制脂肪生成，故可減肥。

此外，豆腐渣中含有大量人體所需的鈣質，每一百克豆腐渣中鈣的含量達〇・一克，同牛奶一樣，所以豆腐渣也是補鈣強壯骨骼的保健食品。

巧妙烹調豆腐渣，能達到神奇的減肥效果，以下介紹豆腐渣的幾種吃法：

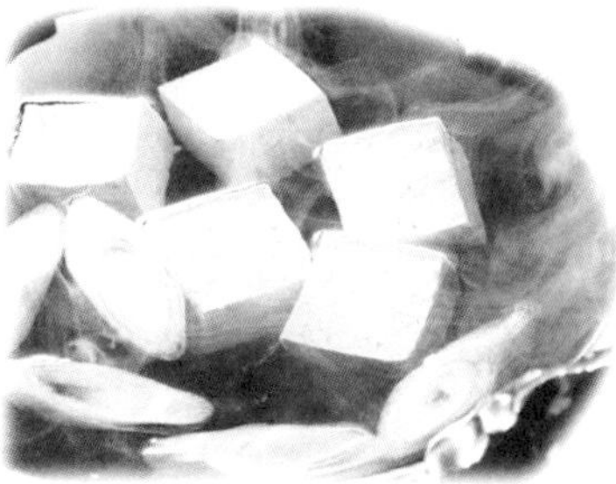

### ●蔥末豆腐渣

**材料：**豆腐渣五百克，蔥花二百克，精鹽、味精各適量，沙拉油五十克。

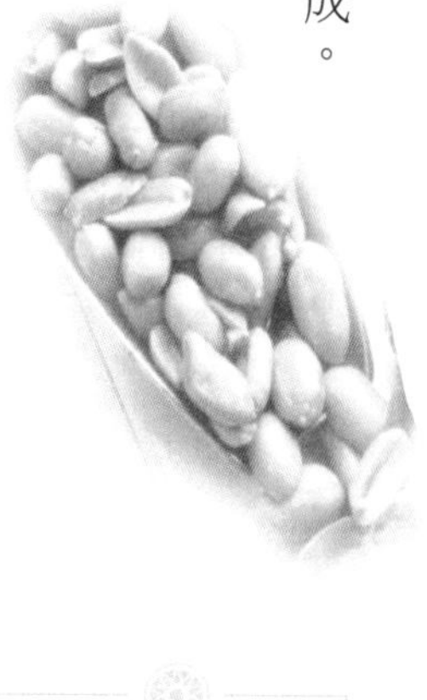

## 瘦身粥——紅豆粥

**材料：**紅豆一百克，糙糯米一百克，紅糖一二〇克，桂花糖六克，玫瑰糖六克，清水一千五百毫升。

**做法：**將紅豆與糙糯米分別浸泡過夜，淘洗乾淨，放入鍋內，加清水，上火燒開後轉用小火慢慢熬煮直至極爛，再加入紅糖、桂花糖、玫瑰糖調勻即成。

**做法：**豆腐渣放入盤中上鍋蒸透，蔥花撒在豆腐渣上備用；炒鍋上火，注入沙拉油燒至六成熱時放少許蔥花，炒出香味，倒入豆腐渣及剩餘蔥花，煸炒片刻放鹽、味精，顛炒出鍋。

## ●豆腐渣炒蒜苗

**材料：**豆腐渣二百克，青蒜一百克，花椒水、鹽、薑末、沙拉油各適量。

**做法：**將青蒜切成碎末備用；炒鍋上火，放入沙拉油，加入薑末稍炸，將豆腐渣放入炒幾下，倒入花椒水，加鹽和青蒜翻炒幾下即成。

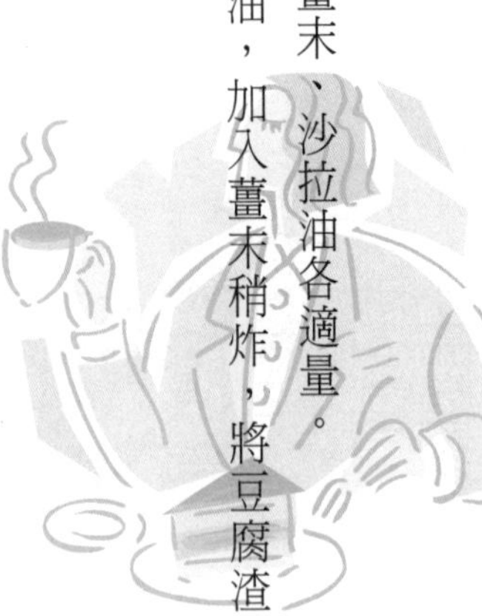

## ●茄汁豆腐渣

**材料：**番茄醬五十克，豆腐渣二百克，筍五十克，鹽、味精、糖各適量，沙拉油五十克。

**做法：**將筍洗淨，切為細絲，入沸水中汆燙一下備用；將炒鍋上火，倒入沙拉油炒番茄醬，醬出紅油倒入豆腐渣、筍絲，翻炒片刻加鹽、味精拌炒即成。

# 巧用食醋減肥

食醋中含有揮發性物質、氨基酸及有機酸等，這些物質可以刺激人的大腦中樞，使消化器官分泌大量利於食物消化吸收的消化液，從而改善人體的消化功能。食醋中的氨基酸還可以消耗體內脂肪，使糖、蛋白質等新陳代謝順利進行，起到減肥的作用。

## ●洋蔥蜂蜜醋

**材料：**洋蔥（中等大小，大約一六〇～二百克）一個，天然蜂蜜一杯半（約二十

## 減肥筵席葷素湯——絲瓜肉片湯

**材料**：瘦豬肉五十克，絲瓜二五克，精鹽、味精、清湯各少許。

**做法**：將豬肉洗淨，用刀切成薄片；絲瓜去皮、洗淨，切成片狀；炒鍋洗淨，放入清湯煮沸後，先將肉片放入鍋內，待湯微沸時撇去浮沫，加入絲瓜、精鹽、味精稍煮片刻，起鍋盛入湯碗內，淋上幾滴麻油即成。

三毫升），天然鹽（粗鹽）少許。

**做法**：將洋蔥去皮，切薄片。用冷水浸一會兒，然後隔去水分。將醋及鹽放入煲內，加熱至三十六度；熄火，加入蜂蜜，徐徐攪拌，使它溶解，加入洋蔥；變涼後把洋蔥和醋放入密封容器內，放在冰櫃冷藏一星期後，便可開始食用。如果怕酸的，可增加蜂蜜的分量，或可以蘋果醋代替，經過一段時間適應它的酸味之後，便可改用糙米醋的了。

### ●黑豆糙米醋

**材料**：黑豆一百克，糙米醋三百毫升。

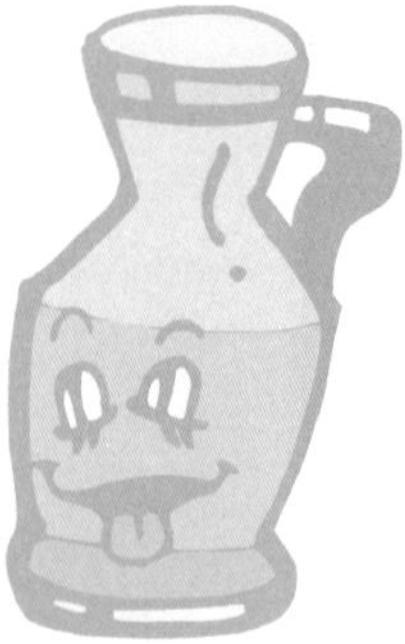

**做法：**將黑豆放入平底鍋裡，加水，以中火將黑豆煮至表皮爆開，再以慢火煮大約十分鐘。把煮熟了的黑豆放入密實瓶，加入糙米醋，兩者所佔的分量大約是三分之一及三分之二。變涼後將瓶蓋封好，膨脹之後便可食用，每天吃三十粒。

### ●豬骨米醋

用米醋八百～一千毫升，鮮豬骨五百克，紅白糖各二百克，不加水，放入鍋內混合共煮，成人每次服三十～四十毫升，幼兒減半，每日三次，飯後服。

## 巧吃肉食不發胖

在許多減肥者看來，肉是一種讓人害怕的食物，好像只要多吃一口，減肥的成果就會功虧一簣。

其實，減肥與吃肉並非水火難容，只要掌握三個訣竅，吃肉就不會影響減肥。

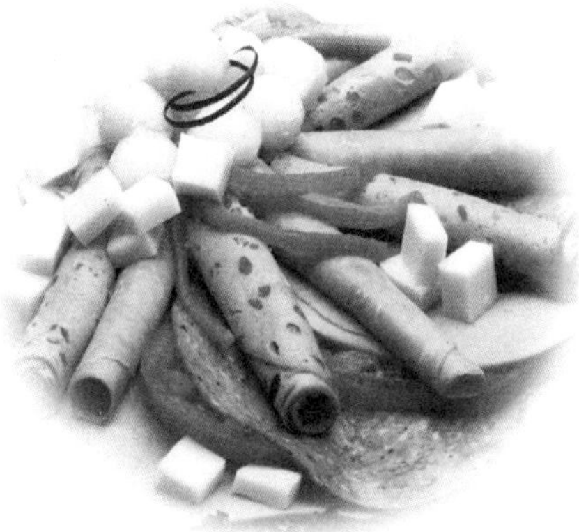

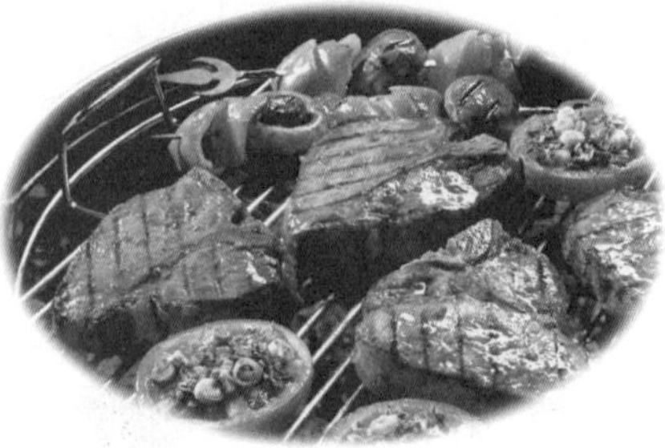

## 葷油與素油，按比例搭配著吃

健美女士害怕吃肉，與其中的葷油有關。因為葷油中含有大量的飽和脂肪酸，這些脂肪酸進入人體後，不但容易在血液中形成一種黏附於血管壁的低密度脂肪蛋白膽固醇，而且多餘的脂肪又極易在皮下定居。素油雖然含有豐富的不飽和脂肪酸，然而這些脂肪酸要是缺乏維生素E，反而會形成「促老」的褐色素。營養學家認為，葷、素油按一：二的比例攝入就很科學。

## 吃葷與吃素，輪流「坐莊」

肥胖的原因很多，不是單純地忌葷偏素就能減肥。營養專家認為，只要葷素兼吃，比例得當，食不過量，就能做到既有利於減肥又不會導致所謂的營養不良性肥胖。

如何搭配？二天吃素，一天吃葷就很科學。這樣吃的優點是：簡便易行，便於實施；營養均衡，不偏不倚；還能避免葷、素混吃可能出現食物相剋的現象。

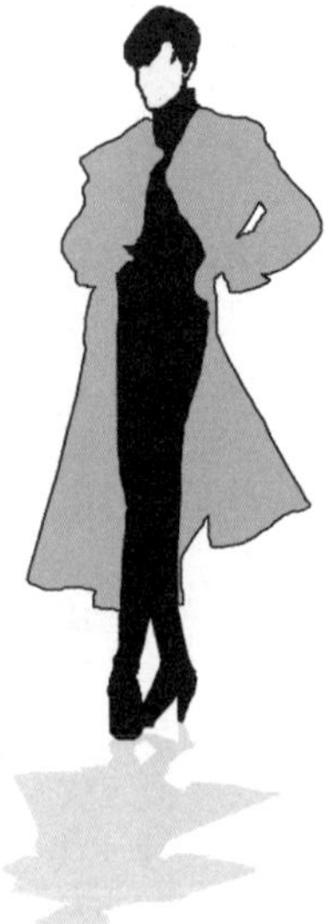

## 慢火燉煮，吃肥肉也不胖

日本人口普查時，專家們發現喜歡吃肥肉的沖繩縣居民，非但未出現很多讓人擔憂的高血脂、高血壓、冠心病，且人均壽命竟高居全國之首。「難道『高脂飲食危害說』有錯？」醫學家就此進行了深入的研究。原來沖繩人喜歡吃經過慢火燉煮四小時左右的肥肉，恰恰是這種烹調方法改變了肥肉中有害脂肪的質量。據分析，燉煮四個小時左右的肥肉，有害的飽和脂肪酸可減少百分之三十～五十，膽固醇減少百分之五

### 家庭巧煲苗條湯——腳栗子百合湯

**材料：**新鮮雞腳十隻，豬手一隻，百合五十克，鮮栗子肉二五〇克，湘蓮子五十克。

**做法：**剝去雞腳附著之黃衣，斬去趾骨，洗淨，斬開兩段，放落滾水中煮五分鐘，取出過冷水；燒淨豬手上之餘毛，洗刮淨，斬件，放落滾水中煮五分鐘，取出過冷水；栗子肉用滾水燙過，去衣；洗淨蓮子，百合；把適量清水煲滾，放入雞腳、豬手、栗子肉、蓮子煲兩小時，加入百合再煲半小時，下鹽調味。

十以上，而對人體有益的不飽和脂肪會因燉煮而明顯增加。

## 巧為胖人選肉食

一般來講，肥胖的人，食慾都較好，也喜食肉類。因此，形成了既想吃肉又怕吃肉的矛盾心理。其實胖人也是可以適當吃些肉類的。

以下肉類較適合肥胖者食用：

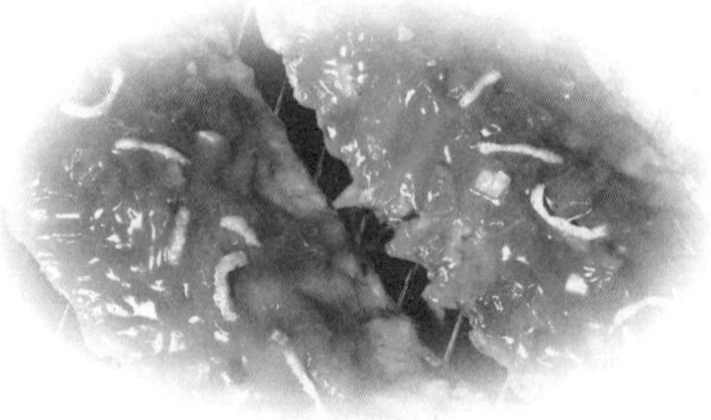

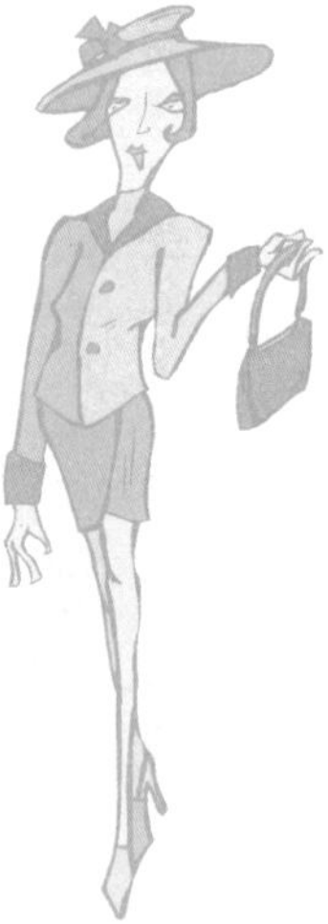

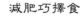

### ●兔肉

兔肉與一般畜肉的成分有所不同，其特點是：含蛋白質較多，每百克兔肉中含蛋白質二一・五克；含脂肪少，每百克僅含脂肪〇・四克；含有豐富的卵磷脂；含膽固醇較少，每百克含膽固醇只有八三毫克。

由於兔肉含蛋白質較多，營養價值較高，含脂肪較少，是胖人比較理想的肉食。

## 牛肉

牛肉的營養價值僅次於兔肉，也是適合於胖人食用的肉類。每百克牛肉含蛋白質二十克以上，牛肉蛋白質所含的必需氨基酸較多，而且含脂肪和膽固醇較低，因此，特別適合胖人和高血壓、血管硬化、冠心病和糖尿病病人適量食用。

## 魚肉

一般畜肉的脂肪多為飽和脂肪酸，而魚的脂肪卻含有多種不飽和脂肪酸，具有很好的降膽固醇作用。所以，胖人吃魚肉較好，既能避免肥胖，又能防止動脈硬化和冠心病的發生。

## 雞肉

每百克雞肉含蛋白質高達二三・三克，脂肪含量只有一・二克，比各種畜肉低得多。所以，適當吃些雞肉，不但有益於人體健康，也不會引起肥胖。

## 瘦身粥——荊芥粥

取荊芥一把，切碎，煮汁，高粱米或小米三十克，薄荷葉半把煮汁，豆豉二五克水煮取汁。以荊芥、薄荷、豆豉三汁，下米煮粥，粥成放少許鹽、醋，空服食用。

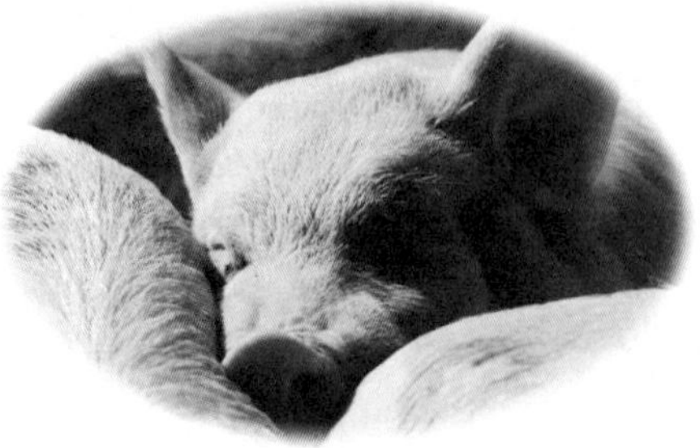

### ●瘦豬肉

瘦豬肉含蛋白質較高，每百克可高達二九克，每百克脂肪含量為六克，但經煮燉後，脂肪含量還會降低，因此，也較適合胖人食用。

一九八六年四月，美國出版了一本《米飯減肥報告》，該書在美國十分暢銷。其中米飯減肥法，是以米飯為主，以蔬菜、水果為輔。減肥方法分為五個階段進行，第一階段，每日三餐只限吃米飯，並配以水果和不含熱量的飲料；第二階段可增加番茄一類的蔬菜；第三階段多增加蔬菜，或添一個含量較高的馬鈴薯或其他薯

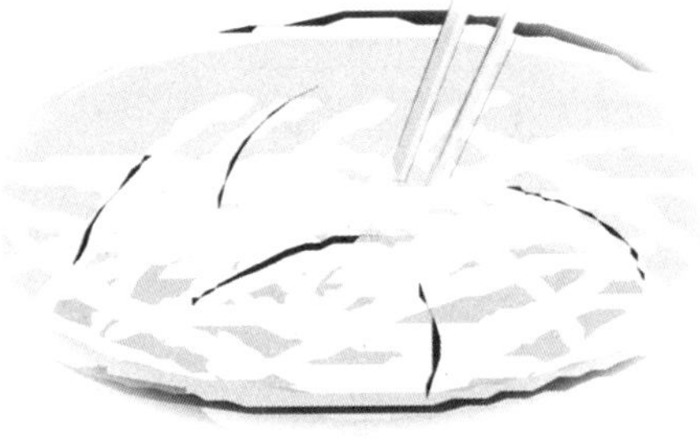

類；第四階段可增加很少的瘦肉；第五階段每週可增加一隻含脂肪低的禽肉（如雞、鴨）。以後的日常食物，以稻米、蔬菜、水果為主。按我國的習慣可以這樣吃：

## ●用小碗吃

即使同為一百克的飯，以大碗裝成一碗和以小碗裝成兩碗食用的感覺是不相同的，後者會使你有吃較多的錯覺，因此，少量即可獲得滿足。

## ●牢記米飯的熱能

根據自己平常的飯量，了解減肥中自己應該吃多少飯，如此較容易建立減肥計劃。米飯的分量能量：半碗三三八千焦，鬆鬆的一碗六八一千焦，普通的一碗一〇一九千焦，尖尖的一碗一三六二千焦，一盆飯一五四六千焦。

## ●在飯中加料

在米飯中拌入低熱量的配料做成拌飯或炒飯等。同樣是一碗飯的分量，但因為加入材料的同時使飯的分量減少，即使縮減其他菜的分量，也可獲得滿足，終至能使總攝取能量下降。

香菇、蝦仁、綠豌豆、竹筍炒飯二一四四千焦，材料少的炒飯二四〇三千焦，肉菜飯一〇九九千焦，奶油飯一四三八千焦。

做成多穀類飯食，食物纖維在體內可抑制糖分或脂肪的吸收，對減肥有相當效果。

## 家庭巧煲苗條湯——西洋菜鮮陳腎湯

**材料：**西洋菜五百克，蜜棗四粒，鮮鴨腎一個，臘鴨腎三個，陳皮一小塊，瘦肉一五〇克。

**做法：**西洋菜洗淨摘好；鮮腎用少許鹽搓擦洗淨，與臘鴨腎一同出水過冷涼；陳皮浸軟，刮去瓤，洗淨；瘦肉放落滾水中煮五分鐘，取出洗淨；把適量清水煲滾，放入全部材料煲滾，慢火煲三小時，湯成下鹽調味。此湯清熱醒胃，除積滯。

# 巧用粗糧減肥

減肥措施中，包括控制飲食與加強體育鍛鍊。在飲食調理方面，適當食用粗糧，既可滿足人體的需要，又能最大限度地減肥，這一點越來越受到人們的青睞。

## ●玉米減肥

據研究測定，每一百克玉米含熱量八一九千焦，粗纖維一・二克，蛋白質三・八克，脂肪二・三克，碳水化合物四〇・二克，另含礦物質元素和維生素等。玉米中含有較多的粗纖維，比精米、精麵高四～十倍。玉米中還含有大量鎂，鎂可加強腸壁蠕動，促進機體廢物的排泄。對於減肥非常有利。

玉米成熟時的花穗玉米鬚，有利尿作用，也對減肥有利。玉米可煮湯代茶飲，也可粉碎後製作成玉米粉、玉米糕餅等。膨化後的玉米花體積很大，食後可消除肥胖人的飢餓感，但食後含熱量很低，也是減肥的代用品之一。

## 瘦身粥——梅花粥

**材料：**取白梅花三～五克，粳米五十～一百克。

**做法：**先煮粳米為粥，待粥將成之時，加入白梅花同煮二三沸即可。

### ●紅豆減肥

紅豆是一種可食的模樣似黃豆的紅色豆類食物。紅豆含有蛋白質、維生素$B_1$、維生素$B_2$、煙酸、鈣、鐵等營養成分，有消脂減肥的功能。著名的藥膳粉葛紅豆花生湯，就使人在品嘗美味佳餚中收到利尿消腫、減肥健美的效果。

**材料：**粉葛三二〇克，紅豆一六〇克，花生八十克，紅棗四十克，陳皮一片，清水十湯碗，鹽適量。

**做法：**粉葛撕去外皮，洗淨切厚塊；紅棗洗淨去核，陳皮浸軟，刮去果瓤，紅豆、花生洗淨；煮滾清水，放入全部材料，用大火煲半小時，改用文火煲一小時半，以鹽調味即成。

### ● 綠豆海帶粥

綠豆一百克，海帶一百克，粳米一百克。將綠豆先煮待熟，放入粳米煮至熟稠，再加入海帶絲。可分兩次吃完，每天一劑。

## 巧用地瓜減肥

地瓜（又名白薯、紅薯、山芋、番薯、甘薯），含有大量的黏液蛋白，這種黏液蛋白能維持人體心血管壁的彈性，阻止動脈硬化的發生，使皮下脂肪減少。又因地瓜體積大，飽腹感強，不會造成過食。因而常吃地瓜，並巧妙的烹調地瓜可減肥輕身。

以下介紹地瓜的減肥吃法：

### ● 蜜汁地瓜

**材料：**紅心地瓜一千五百克，熟豬油五百克（實耗約五十克），白糖二五〇克，蜂蜜二五克，糖玫瑰二五克。

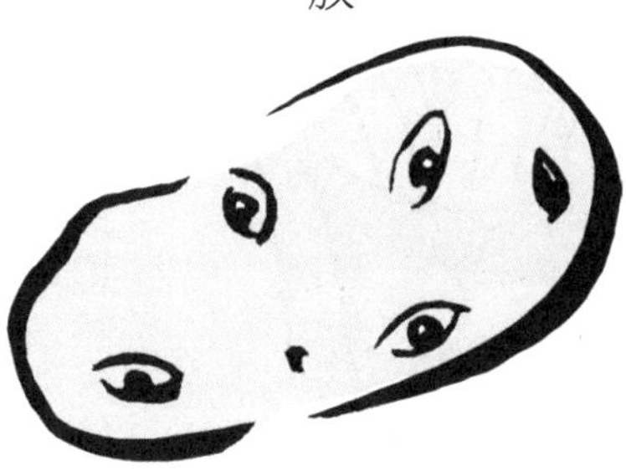

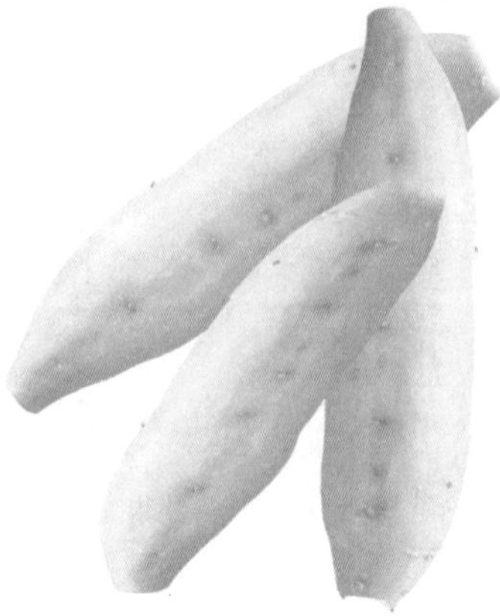

**做法：**將地瓜洗淨，削去皮，切成四・五公分長、〇・五公分見方的條；將鍋燒熱，放入豬油，熱後下入地瓜條略炸一下，撈入大碗內，上撒白糖一百克，將一張白紙浸濕封嚴碗口，上屜蒸約三十分鐘至爛；將小鍋盆內注入開水一百克，下入白糖一五〇克、蜂蜜、糖玫瑰，瀨開，同時取出地瓜，揭去紙，將碗內的汁潷入小鋁盆內，再將地瓜條翻扣在盤中；用中火將蜂蜜汁熬濃，澆在地瓜條上即成。

## ●熗地瓜絲

**材料：**鮮地瓜七五〇克，乾紅辣椒十克，精鹽、味精及植物油各適量，蔥少許。

**做法：**把地瓜削淨表皮，三公分長切絲；乾辣椒切絲；蔥適當切絲；鍋燒熱，放油適量，把辣椒下鍋，待炸至呈深褐色時，再把地瓜絲下鍋稍炒，隨即把精鹽、蔥、味精也放入鍋中，炒勻即可。

## ●魚香地瓜圓

**材料：**鮮地瓜五百克，泡辣椒二十克，白糖十五克，醋

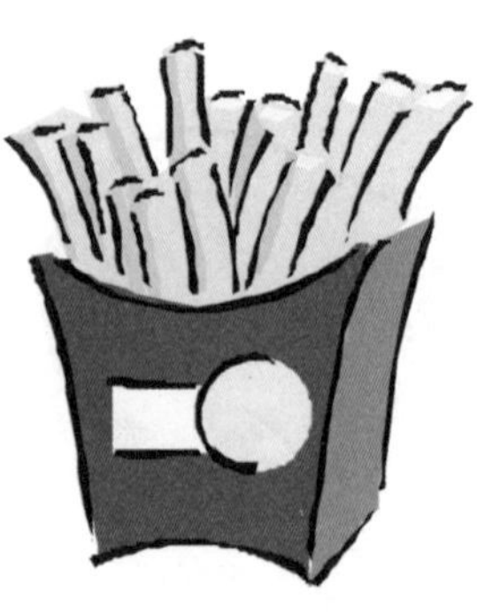

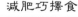

十克，醬油五克，料酒五克，精鹽、味精、水澱粉各適量，蔥、薑、蒜共四十克，植物油二百克。

**做法：**把地瓜削淨表皮，削切成若干個和算珠相似的地瓜圓；蔥、薑、蒜切末；用白糖、醋、醬油、料酒、精鹽、味精和水澱粉對汁；鍋中放油二百克左右，燒溫熱，把地瓜圓下鍋，慢炸，待其炸透，撈出，碼放盤中；鍋中稍留餘油燒熱，把泡辣椒、薑蒜下鍋煸炒，待出香味，烹入對好的汁，炒熟，撒入蔥末，澆在地瓜圓上即可。

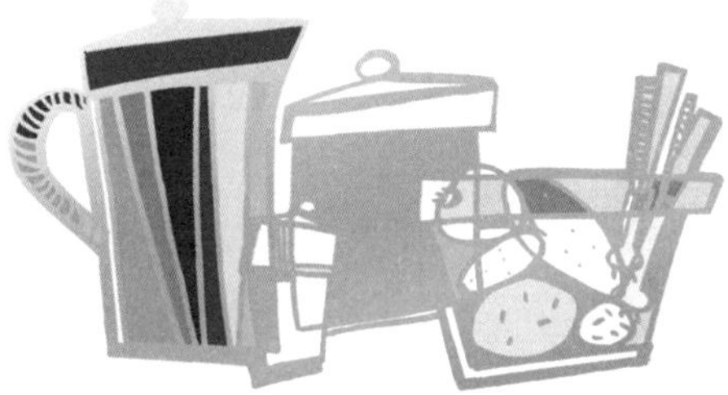

## 家庭巧煲苗條湯——蟲草燉羊肉湯

**材料：**冬蟲草十克，炮天雄十克，肉蓯蓉十克，羊肉一百克，生薑兩片。

**做法：**洗淨冬蟲草、炮天雄、肉蓯蓉；羊肉放落滾水中，煮五分鐘取起洗淨；將全部材料同放入燉盅內，加入適量開水，蓋上蓋燉四小時，下鹽調味即可。此湯可治頭眩、黑眼圈、飛蚊症。

# 巧吃點心能減肥

預防肥胖及減肥的重要措施是在營養平衡的前提下節制飲食，尤其是要避免晚飯吃得過飽，過於油膩，飽腹上床最易長「膘」。

雖有晚飯要吃少這一常理，但對於白天上班、上學的人來說很難做到。通常許多家庭把晚飯作為正餐，再加上這頓距午餐時間又長，所以吃晚飯時多已飢腸轆轆、食慾正旺，不知不覺就吃過了量。飯後讀書、看報、看電視不活動，使得吃進去的熱量得不到及時消耗，自然而然脂肪就堆積起來，豈有不胖之理？

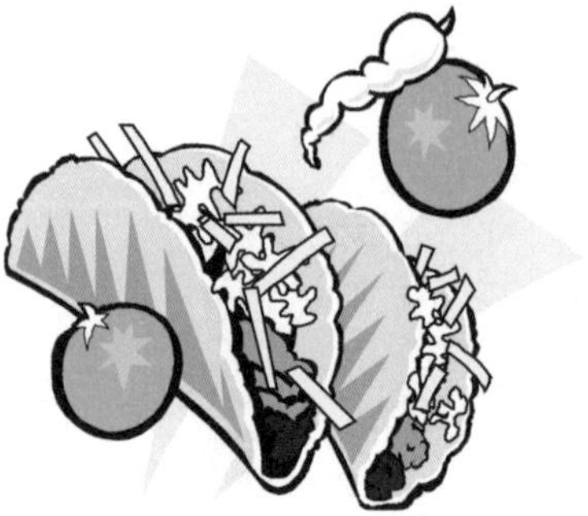

解決晚飯吃得過飽，最簡單有效的方法是在飯前吃點心，即在下午五～六點鐘，肚子有飢餓感時吃點水果、喝一杯稀釋的牛奶、吃幾塊餅乾，使飯前已有飽脹感，從而輕鬆地削減了晚飯食量，以至於到上床睡覺時剛好空腹。

需要注意的是，此法減肥一定要掌握要領，時間上要選準確，即在出現飢餓時再吃「點心」，過早過遲均起不到減少進食總量的作用；食物選擇上要以體積大、熱量低的為佳，如水果、果汁、豆漿、餅乾、麵包、淡咖啡，切忌選用蛋糕、三明治之類的高熱量食品，以免弄巧成拙，適得其反。

## 巧吃餅乾防發胖

通常人們愛選擇餅乾作為零食，除了它滋味好之外還能補充人體需要的能量，不過，不要小看餅乾的熱量，有些脂肪的含量可是高得驚人，就是如此不知不覺中囤積了肥肉。因此，吃餅乾也要吃得其法，才能健康地為你增添能量。

威化餅中的奶油脂肪含量十分高，每一塊有一八〇千焦，而且密度低，吃不飽，所以吃多了也不容易察覺。其實，三塊巧克力威化餅的熱量就已經超過八三六千焦了。

通常夾心餅中的糖分十分高，兩塊餅的熱量就高達七五二千焦，而且人工色素含量高，多吃並不健康。所以餅乾只能當小食，一般餅乾太乾，容易造成上火。而且餅乾的主要營養只有碳水化合物，營養不夠均衡。

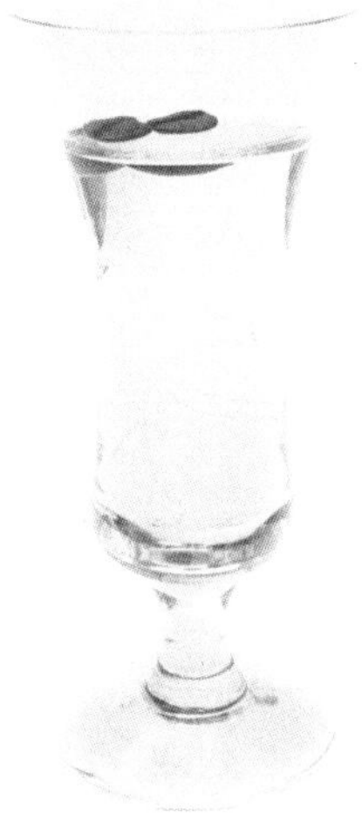

## 苗條湯——三寶燉北菇湯

**材料：**金華火腿肉兩塊，臘鴨腎兩個，雞腳十支，北菇七五克，薑兩片，酒一茶匙。

**做法：**火腿洗淨切小片；臘鴨腎用溫水浸洗過，切成小片；雞腳用滾水浸過，每支斬開兩段；北菇浸軟去蒂；把全部材料放入燉盅內，下一茶匙生油，少許鹽和冰糖，放入適量滾水，蓋上蓋，燉三小時半，調味即可。

選購餅乾時盡量選擇低脂、低糖和低卡路里的餅乾，選擇時要留意包裝的營養標簽，不要選擇脂肪高、糖分高和卡路里高的品種；多喝開水，餅乾的水分太少，一定要多喝開水來降火，水分令餅乾中的澱粉質發大，容易吃飽，這樣就可以控制納入的分量了。

總而言之，餅乾雖然好吃，但少吃多滋味，多吃壞肚皮。想要開開心心、健健康康地吃餅乾，就一定要適可而止了。

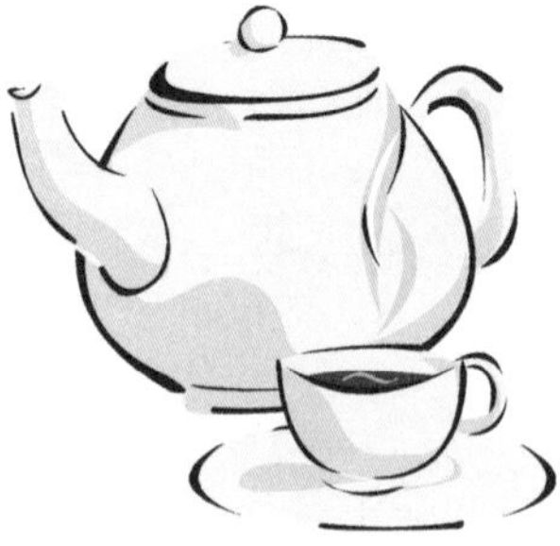

# 巧喝水可苗條

我們常常這樣慨嘆：「唉！我真是喝白水都會長胖。」其實，喝水長胖是浮腫造成的，只要減低攝取的鹽分，水腫就會漸漸引退。相反，如果你懂得利用水去減肥，距離苗條日子就不遠了。

## 清早喝杯溫水清腸胃

一早起床，在吃個豐富早餐前先喝一大杯暖開水，有助推動腸胃蠕動，令你產生便意，幫大腸來一次大掃除，肚腩當然不再驕傲。

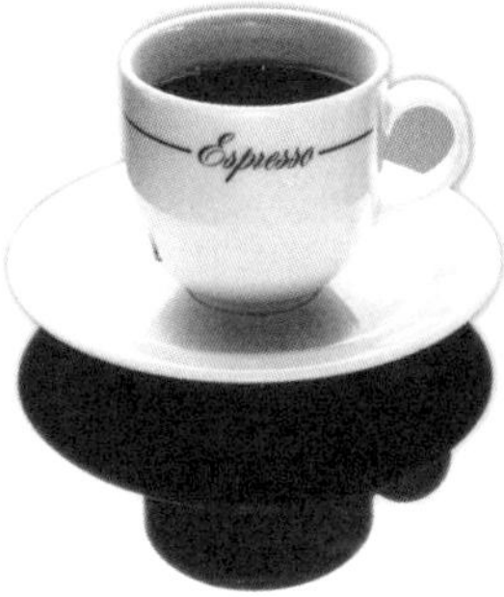


## 午飯餐前飲水減食量

嘗試每餐前盡量飲一杯清水，一來可以填飽咕嚕咕嚕響的肚子，降低飲食分量；二來補充身體所需的水分，加速新陳代謝。

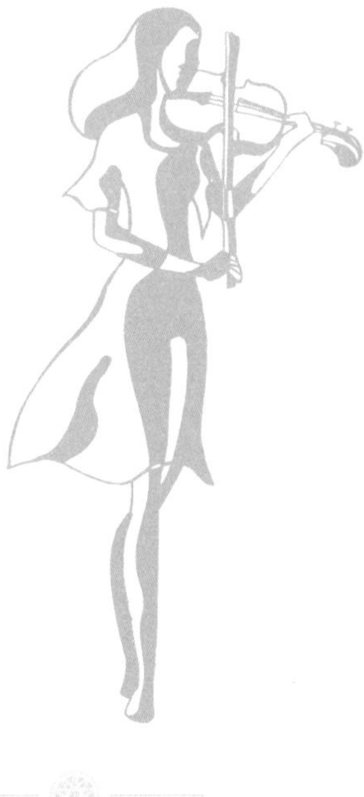

## ●下午聞香水戒零食

下午一到吃茶點的時候，食慾又發作，拿出隨身零食，薯片、餅乾、汽水——都是致肥美食，一個下午茶的熱量高過一頓午餐呀！這時，不妨在辦公座位周圍噴下花香噴霧，聞著可以抑制食慾。噴霧做法：將十毫升無水酒精、一滴玫瑰花油，朝天花板上噴，令全室充滿花香，深呼吸一下。

## ●晚餐喝水，一月減四．五千克

只喝水的節食瘦身法是不健康的，正確的飲水瘦身法是借攝取蛋白質和蔬菜，所以每餐菜單應以蔬菜為主，卡路里低又不怕有胃脹情況，而且還要慢慢咀嚼，有人試過一個月內瘦四．五千克呢。

# 巧用咖啡減肥

咖啡中的咖啡因，具有促進脂肪分解的作用，將脂肪釋放在血液中，飲用咖啡三

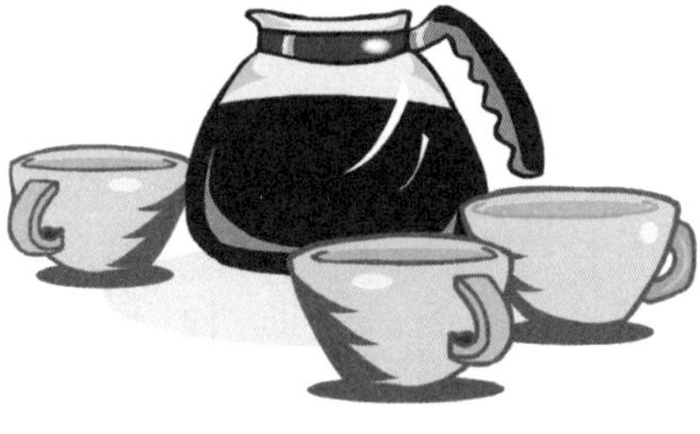

十～四十分鐘後，血液中的脂肪酸濃度會變高，這時適量運動，可將脂肪酸轉變成熱能，有效燃燒脂肪。如何喝才能提高減肥效果？

### ●早上喝

適合喝添加了牛奶的法式咖啡當早餐，因為牛奶可以增加飽腹感。不過減肥中的你，必須減少牛奶的量，大約是平常的三分之一～四分之一就夠了。至於咖啡的量方面，若是馬克杯，只要一杯就夠了，如果是一般的咖啡杯，就要喝兩杯。喝完咖啡之後別忘了趕快運動。

### ●中午喝

吃完午餐後，也要養成喝咖啡的習慣，而且是黑咖啡，不可加糖或奶精。最好選擇美式咖啡，因為這種咖啡的咖啡因含量最適合減肥所需，喝了二～三杯即可。依這樣的方法進行，一個月大約可以減輕三千克的體重。

### ●辦公室裡喝

午飯後三十分鐘至一個小時內，品嘗一杯濃郁的不加糖的咖啡，有助於飯後消

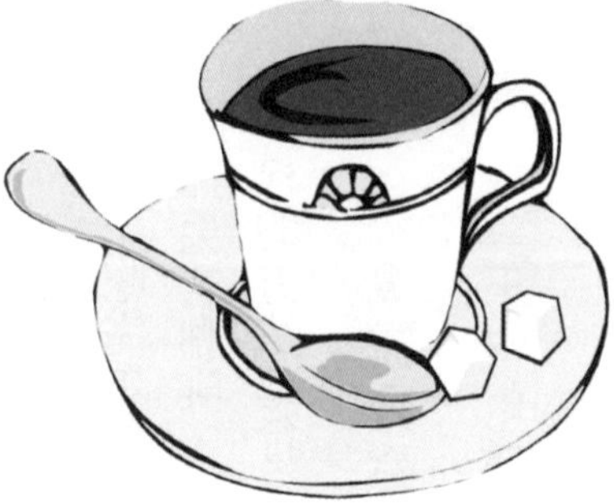

化，並促進脂肪燃燒；下班前，再喝一杯咖啡，並配合步行。

## 不要加糖

如果你不習慣咖啡的苦味，可以加少許的奶，但千萬不能加糖，因為糖會妨礙脂肪的分解；熱咖啡比涼咖啡有效，熱咖啡可以幫助你更快地消耗體內的熱量；淺度烘焙的咖啡最有效，烘焙溫度高的咖啡，味道雖然濃郁，但咖啡因含量比較少，不利於減肥，而味道比較淡的美式咖啡則比較有利減肥。

## 黑咖啡是最佳健康的飲料

減肥，黑咖啡是非常健康的飲料，一杯一百克的黑咖啡只有十千焦的熱量，所以餐後喝杯黑咖啡，就能有效地分解脂肪；此外，黑咖啡更有利尿作用；黑咖啡還可以促進心血管的循環；對女性來說，黑咖啡還有美容的作用，經常飲用，能使你容光煥發，光彩照人；低血壓患者每天喝杯黑咖啡，可以使自己身體更佳。

在高溫煮咖啡的過程中，還會產生一種抗氧化的化合物，它有助於抗癌、抗衰老，甚至有防止心血管疾病的作用，可以與水果和蔬菜媲美。

## ●讓自己浸津在濃郁的咖啡香裡

據研究，咖啡的香味能使人心情穩定，並提高五官的敏感度，工作時一杯咖啡可以提升工作效率，更可以刺激減肥的意願。

飯後三十分鐘到一小時內品嘗一杯濃郁的黑咖啡（不加糖、奶），咖啡因有助飯後消化，促進脂肪燃燒。飯後喝杯咖啡，再配合一些簡單的運動，如快走十～十五分鐘，走樓梯到辦公室，坐在椅子上扭轉上半身、踮腳，這些運動都可幫助你消化剛攝食的卡路里。

## ●用咖啡渣按摩

用煮過的咖啡渣按摩可使肌膚光滑，還能緊縮皮膚。在容易囤積脂肪的部位，如小腹、大腿、腰部以咖啡渣調配咖啡液，朝心臟部位按摩，能達到分解脂肪的效果，入浴按摩更有效。

## ●淺度烘焙最有效，熱飲更好

烘焙咖啡豆的溫度會影響咖啡因的含量，溫度超過一七八

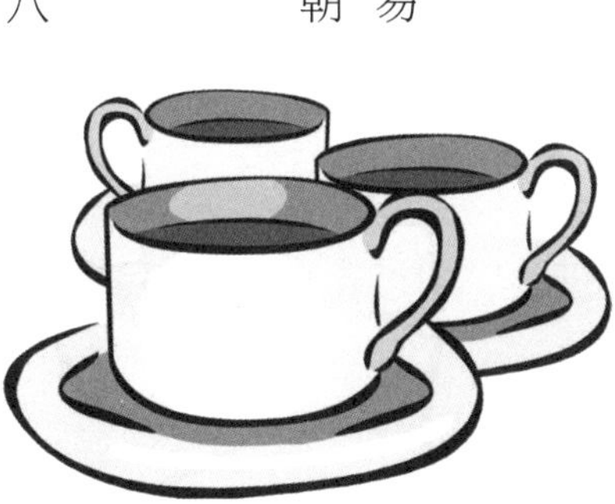

度，咖啡因完全溶解出來，所以雖然濃郁，但咖啡因的含量卻很少。若要減肥，應選擇味道較淡的美式咖啡。

喝完熱咖啡身體微微的發熱，那時咖啡因已在促使身體消耗熱量，相比之下涼咖啡的效果就不及熱飲好。

不方便自己煮咖啡，只好使用即溶品，但咖啡渣瘦身卻是即溶品無法做到的了。

## 巧品瘦身茶

中醫認為，肥胖的病因是由「濕」、「痰」、「水滯」等形成。因此，輕身食品多以健脾胃、利濕、利水為最佳，而茶的作用就在於此。

茶中含有大量的食物纖維，而食物纖維不能被消化，停留在腹中的時間長了，就會有飽飽的感覺，更重要的是它還能燃燒脂肪。茶中富含的維生素$B_1$，是能將體內糖分充分燃燒並轉化為熱能的必要物質。在大魚大肉之後，人們習慣沖上一杯香茶，這是因為酒肉之後喝一杯香茶會使胃中舒服些，並具有消除油膩的作用。

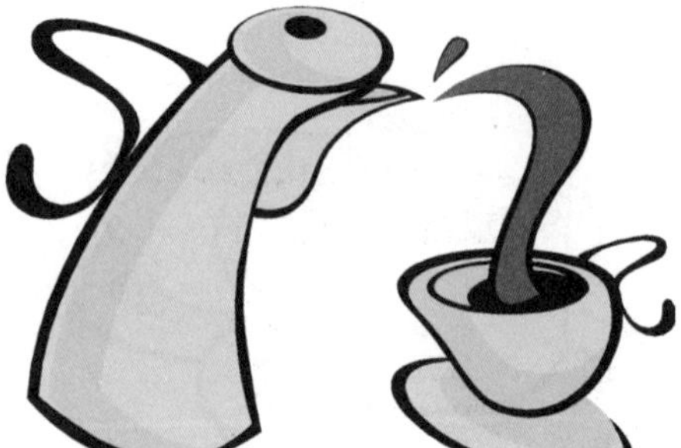

現代研究證明，茶葉中含咖啡鹼、茶鹼、可可鹼、揮發油、維生素C、槲皮素、鞣質等，對降低血脂和促進新陳代謝都很有益處，適合各種肥胖症者飲用。

以下介紹幾種茶飲料：

## ●黑　茶

黑茶是由黑曲菌發酵製成，顧名思義，是黑色。在發酵過程中產生一種普諾爾成分，從而起到了防止脂肪堆積的作用。想用黑茶來減肥，最好是喝剛泡好的濃茶。另外，應保持一天喝一・五升，在飯前飯後各飲一杯，長期堅持下去。

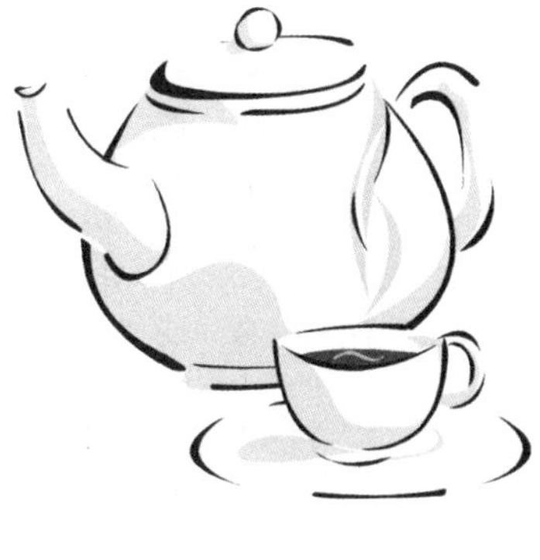

## ●吉姆奈瑪茶

有效抑製糖分吸收，吉姆奈瑪的綽號又叫「糖殺死」，嚼過它的葉以後再吃糖，口裡不會有甜的感覺，攝取量自然大減，糖分和碳水化合物的吸收量降低，因而轉化成脂肪量也就相對減少。

吉姆奈瑪茶不僅對防治和改善肥胖有效，還對糖尿病有輔助治療的作用。

## ●荷葉茶

古代減肥秘藥中有一種用荷花的花、葉及果實製成的飲料，不僅能令人神清氣爽，還有改善面色、減肥的作用。充分利用荷葉茶來減肥，需要一些小竅門。首先必須是濃茶，第二泡的效果不好。其次是一天分六次喝，有便秘跡象的人一天可喝四包，分四次喝完，使大便暢通，對減肥更有利。第三最好是在空腹時飲用。

其好處在於不必節食，荷葉茶飲用一段時間後，對食物的愛好就會自然發生變化，變得不愛吃油膩的食物了。

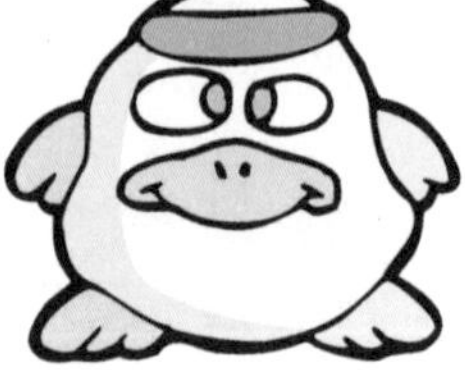

### 家庭巧煲苗條湯——蘋果滾魚湯

材料：蘋果一個，草菇一百克，番茄兩個，大眼魚一條，薑一片。

做法：番茄洗淨，切片去核；草菇洗一洗，放落滾水中汆燙過，撈起抹乾水，每粒切開邊；蘋果去皮去心，洗淨切厚塊；魚剝去皮洗淨，抹乾水，下油稍煎鏟起，爆薑，放下適量之水燒滾，下魚、草菇、番茄、蘋果滾約二十分鐘，魚出味，下鹽調味即可。

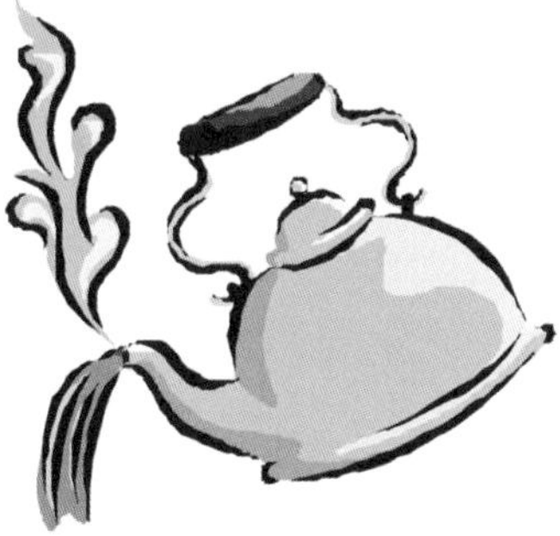

●烏龍茶

可燃燒體內脂肪，烏龍茶是半發酵茶，幾乎不含維生素C，卻富含鐵、鈣等礦物質，含有促進消化酶和分解脂肪的成分。

飯前、飯後喝一杯烏龍茶，可促進脂肪的分解，使其不被身體吸收就直接排出體外，防止因脂肪攝取過多而引發的肥胖。

●杜仲茶

可降低中性脂肪，因為杜仲所含成分可促進新陳代謝和熱量消耗，而使體重下降。除此之外還有預防衰老、強身健體的作用。

●青茶飲

青茶適量。沸水沖沏，茶水濃時飲用，每天清晨時即飲數杯。白天也可常飲之。

●降脂飲

烏龍茶三克，槐角一八克，首烏三十克，冬瓜皮一八克，山楂一五克。先將槐角、首烏、冬瓜皮、山楂煎煮，取其汁趁熱沏茶，浸泡茶濃時即可飲用，每天一劑。

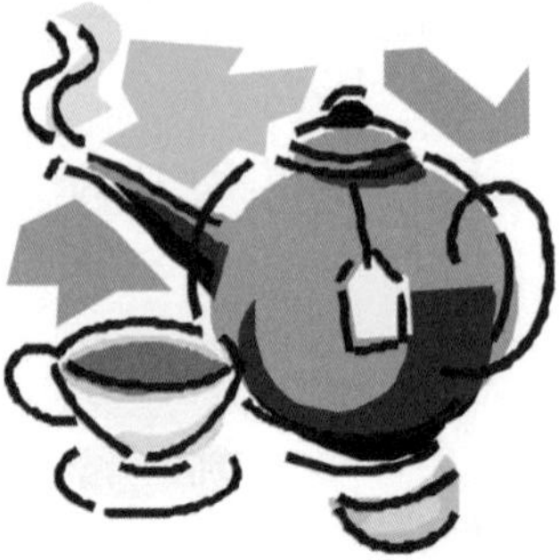

### ●滋味茶

屈金五克，錦王一五克，芡實十克，大腹皮五克，北芪二五克，山楂二十克，首烏二十克，草決明二五克，澤瀉二五克，荷葉十克，茵陳二五克。

將上面羅列的藥材配上四碗半水煲上一個小時，然後連續服用兩星期，就可以看到效果了。製作的方法雖然複雜了一點，但這種瘦身茶最大的優點就是：瘦身的同時還有排毒養生的功效。

### ●玫瑰茶

玫瑰花二五克，龍井茶五克，番瀉葉五克。這種瘦身茶的材料較少，而且泡製方法也很簡單，將材料放到杯子裡，開水沖泡即可。這種簡單的茶非常適合在辦公室裡替代咖啡飲料。

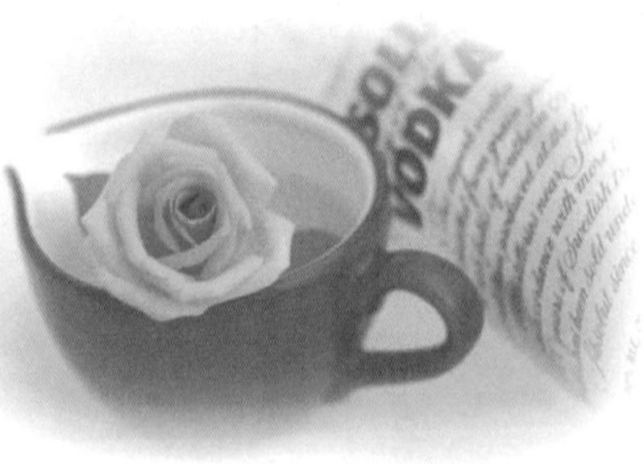

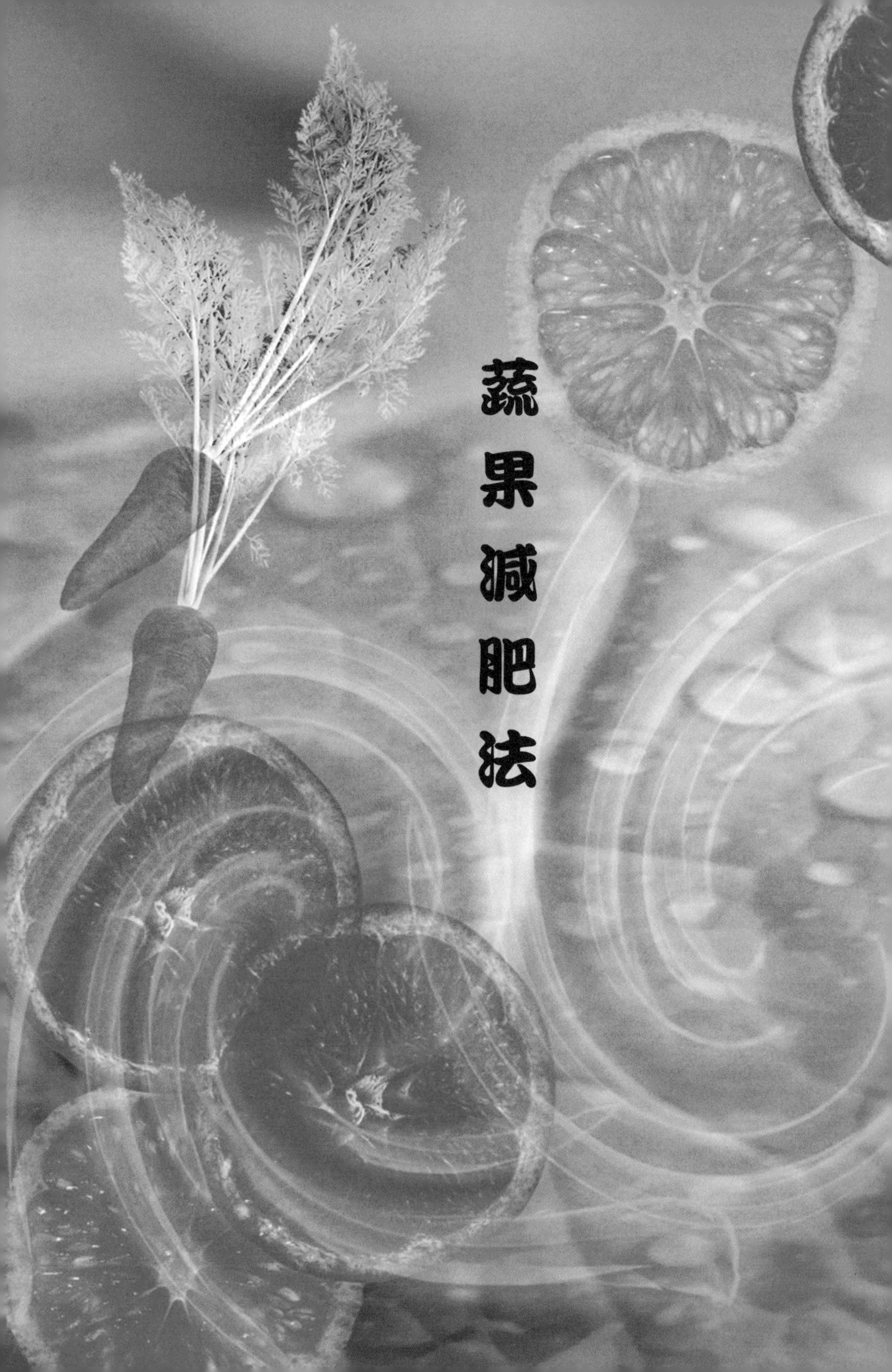

# 蔬果減肥法

# 巧吃大蒜可減肥

大蒜，又名胡蒜，屬百合科一年生蔬菜，自古以來就是民間的健身、調味佳品。以色列一家研究機構的戴維米爾曼博士經過研究說明，大蒜有助於減肥。在利用老鼠進行的實驗當中，米爾曼博士發現儘管給老鼠餵食高糖食物，但如果在食物中添加大蒜，那麼，老鼠增加的體重數量就會低於預期。據稱米爾曼博士是在前往中國訪問的途中發現大蒜的減肥效用的，當時一位中國內科醫師向他演示了大蒜在治療胃病過程中的效用。

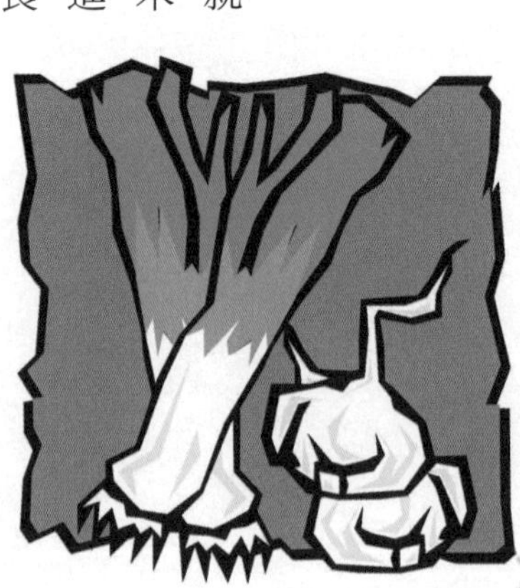

大蒜瓣在被搗爛或切割時，會產生一種不穩定的化學物質——蒜素，把蒜素與一種高果糖的食物一起食用，可以有效阻止體重增加。但在通常情況下，由大蒜合成的蒜素，穩定期短，能夠產生的治療時間非常有限。研究人員指出，儘管目前市場上已經有數百種包含大蒜提取物的產品在出售，但大多數產品的蒜素含量非常少，並且有效期短，甚至有些產品的作用名不符實。因此，他們建議，在純蒜素產品被合成出來投放市場之前，每天準備兩個大蒜瓣，把它們切片後，立即與蘋果汁或優酪乳一起食用，是最為有效的降壓和減肥方法。

日常食用大蒜主要用於炒食，或做配料。巧妙地烹調大蒜，可製成大蒜減肥食譜。

## ●蒜爆肉

**材料：**大蒜片一百克，豬瘦肉二五〇克，蛋清一個，精鹽三克，味精二克，料酒五克，濕澱粉二五克，清湯四十克，花生油一千克（約耗四十克）。

**做法：**將豬肉切成薄片，放入碗內加鹽〇・五克、蛋清、濕澱粉十五克拌勻；炒勺置中火上，加油至五成熱時，下入肉片劃散，取出瀝油；炒勺留底油二十克燒至六成熱，放入蒜片煸炒，再放入肉片，倒入用鹽、湯、味精、料酒、濕澱粉拌好的芡汁，翻炒均勻，裝盤即成。

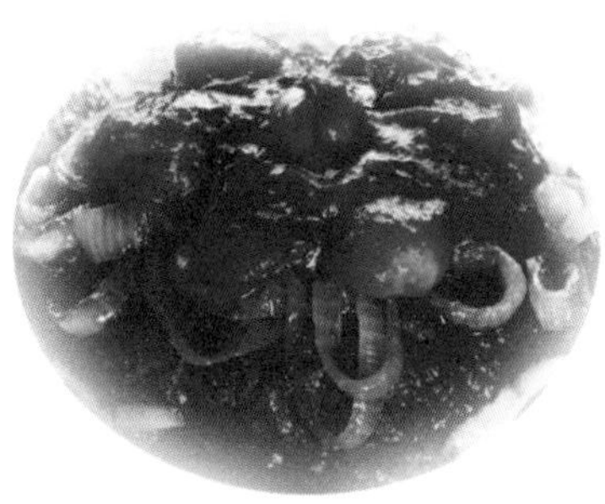

## ●大蒜鱔段

**材料：**活鱔魚六百克，大蒜一五〇克，醬油二十克，料酒二五克，精鹽二克，味精一克，白糖一克，水豆粉十二克，胡椒粉一克，花椒面二克，豆瓣三十克，二湯三百克，香油二十克，熟花生油八十克。

**做法：**活鱔魚去骨取淨肉，改刀切成約六公分長的段；大蒜剝去表皮洗淨；豆瓣剁細，並用適量熟油調拌均勻；鱔魚段、大蒜瓣、豆瓣末放配菜器皿內；炒鍋置旺火上，加寬油燒至五、六成熱，放入大蒜瓣炸至外表緊縮呈金黃色時撈出；炒鍋置旺火上，加底油五十克燒至七、八成熱，放鱔魚段煸炒至卷縮，烹入料酒、加入精鹽、豆瓣末同鱔魚段煸炒至油色變紅時，添入二湯，加入大蒜、醬油、白糖和胡椒粉調好口味，將鍋移置小火上燒製，待鱔魚段成熟軟嫩時，再移置旺火上，加入味精、香油翻拌均勻，再用水豆粉勾芡，待芡汁稠濃熟透即可裝入器皿內，花椒面撒在菜餚表面即成。

## 巧吃洋蔥可減肥

蔥頭，俗名洋蔥、圓蔥，屬百合科蔥屬，兩年或三年生蔬菜。蔥頭具有撲鼻的香氣，是深受人們喜愛的一種蔬菜。

蔥頭營養又豐富，但幾乎不含脂肪，卻含有可降低高血脂的含

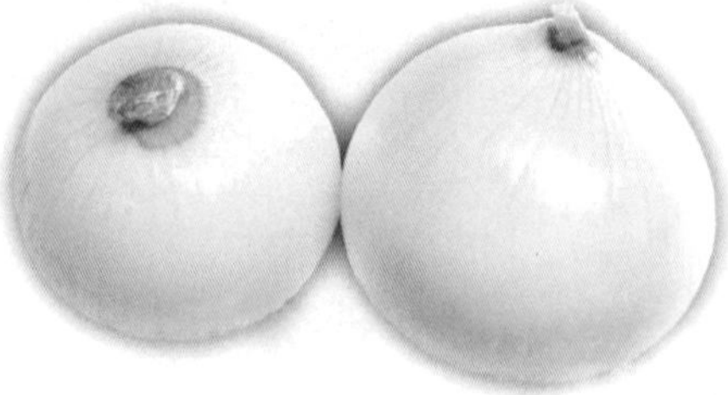

硫化合物的混合物，它還含有在蔬菜中極少見的前列腺素A，這是一種能降低血壓的物質。加之，蔥頭甜潤而白嫩，既可單獨烹調成菜，又可作為調味底料，因此，歐美的一些國家把它當成「菜中皇后」。美國十九世紀的一位美食家曾說：「沒有蔥頭，就不會有烹調藝術。」法國的蔥頭湯和炸法國蔥頭環，馳譽世界。常食洋蔥可增強體力、幫助分解體內毒素、促進血液循環、減肥瘦身等。

選購洋蔥要注意表皮必須乾燥富光澤，握起來略有重量即為上品。食用蔥頭注意不可過量，因為其揮發性大，易產生氣體，食用過量會產生脹氣和排氣，給人造成不快。將切好的洋蔥蘸上麵粉，再入鍋炒，這樣炒出來的洋蔥色澤金黃，質地脆嫩，味美可口。炒時加少許白葡萄酒則不易炒焦。

蔥頭的減肥食法有煎、炒、燒、爆、炸等，也可汆熟後用於涼拌。

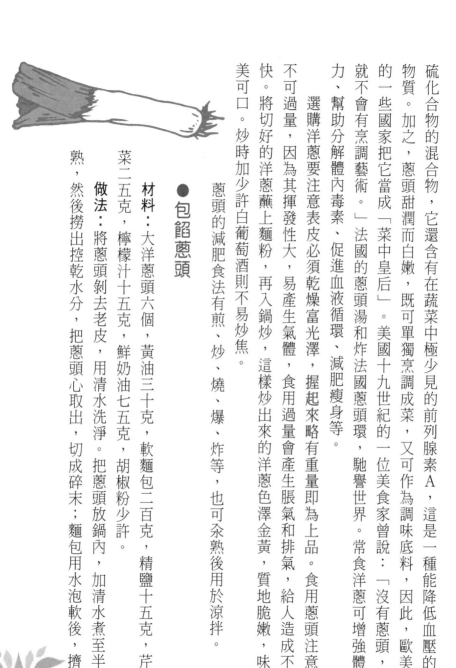

## ●包餡蔥頭

**材料：**大洋蔥頭六個，黃油三十克，軟麵包二百克，精鹽十五克，芹菜二五克，檸檬汁十五克，鮮奶油七五克，胡椒粉少許。

**做法：**將蔥頭剝去老皮，用清水洗淨。把蔥頭放鍋內，加清水煮至半熟，然後撈出控乾水分，把蔥頭心取出，切成碎末；麵包用水泡軟後，擠去水分。芹菜切碎末。把熔化的黃油、麵包、芹菜、檸檬汁、精鹽、胡椒粉和切碎的蔥頭末混合在一起拌勻，用勺子裝餡，裝滿蔥頭殼即可；把裝好餡的蔥頭碼入烤盤裡，上面抹上鮮奶油，入烤爐烤十五分鐘，至上色即可。

## ●蔥頭板蝦

**材料：**蔥頭五十克，大蝦四隻，鮮麵包渣一百克，雞蛋兩個，蔥、薑末二五克，青豆十粒，精鹽〇・五克，味精一克，料酒十五克，辣醬油二五克，白糖十克，麵粉五十克，雞湯五十克，豬油十克，花生油一千克（約耗十五克）。

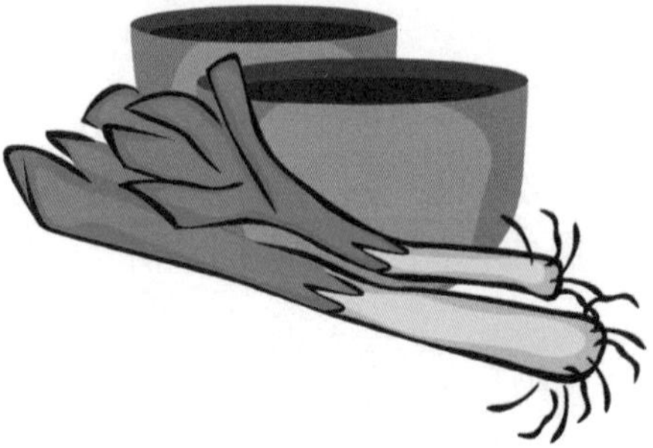

**做法：**將蝦洗淨，去皮留尾，從脊上片開抽去蝦腸（肚皮連著尾巴不要切斷），打上十字花刀，加上精鹽〇・五克、味精、料酒、蔥薑末拌勻，沾上乾麵粉，把雞蛋打在碗中攪勻，沾上雞蛋液，把麵包切成〇・三公分厚的小丁，再沾上麵包渣；勺內倒上花生油燒到五成熱時，放入板蝦，炸熟到金黃色時取出，切一公分寬的條，原樣放在盤內；將蔥頭去皮，去根，一切兩半，頂刀切細絲，勺內放上豬油燒熱，加上蔥頭一炸，炸成金黃色時，放入辣醬油、白糖、雞湯、青豆一烹，炒幾下，澆在板蝦上面即成。

# 巧吃蕨菜可減肥

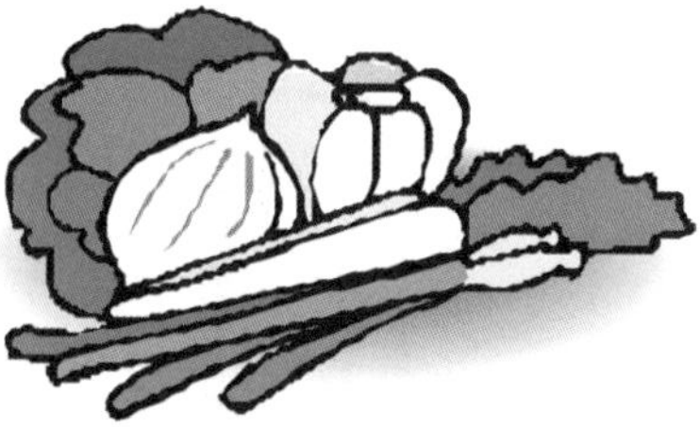

蕨菜為鳳尾蕨科蕨屬多年生草本植物的嫩苗，是恐龍時代就有的單細胞植物，廣泛分布在熱帶、亞熱帶及溫帶地區的山坡林下，我國各地山區均有出產。

蕨菜是含纖維的野菜食品，每百克蕨菜葉含蛋白質一・六克、碳水化合物十克、鈣二四毫克、磷二九毫克、鐵六・七毫克、維生素含量為三五毫克、胡蘿蔔素一・六八毫克，富含麥角甾醇、膽鹼、甙類。蕨菜性寒，味甘、微苦、無毒；有解熱、利尿、益氣、養陰、健胃、固腎、除濕等功效及恢復腦細胞功能和安神降壓的作用。蕨菜肉嫩、味鮮，無污染。製成的菜餚鮮嫩滑爽、芬芳郁香。中醫認為，蕨菜健脾，祛痰濕，是屬於減肥野味菜類。

蕨菜的食用方法大體上有三種：一是鮮食，採下蕨菜後先用開水汆燙二三分，然後炒食或沖湯。二是鹽醃，選擇粗細整齊、色澤鮮艷、柔軟鮮嫩的蕨菜，洗淨、控乾，然後放進壇子裡，加入適量的鹽和薑絲等醃漬，可供隨時取出食用。三是乾製，把採下的蕨菜稍加蒸煮，

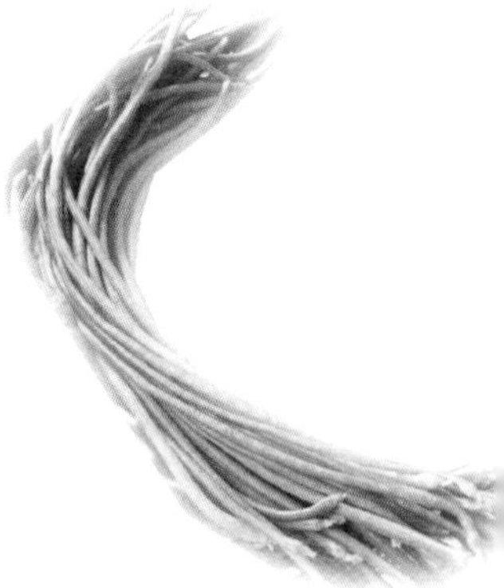

再攤開曬乾（如遇陰雨天則可用文火烘乾），而後收藏保存，食用時先把它泡發，再加以烹製即可。

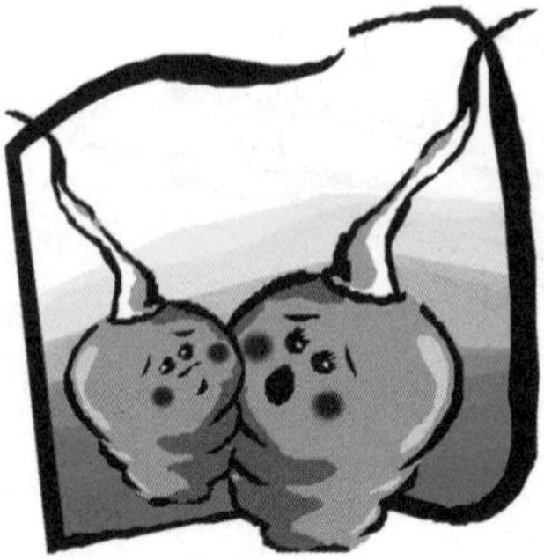

## ●涼拌粉蕨

**材料：**蕨菜二百克，粉絲五十克，糖、醋、鹽、味精、香油各適量。

**做法：**將蕨菜洗乾淨，下開水鍋焯幾分鐘，泡入涼開水中約三十分鐘，切為長約二公分段，粉絲入開水中汆燙至柔軟即可入盤中備用；將味精以溫水泡化，加入糖、醋、鹽、香油和勻，倒在菜上即成。

## ●蕨菜炒雞絲

**材料：**蕨菜二百克，雞脯肉一百克，乾澱粉一五〇克，精鹽、味精、料酒、醬油、蔥絲、薑絲各適量，沙拉油五百克（約耗五十克）。

**做法：**將蕨菜洗淨用開水汆燙一下，泡入水中三十分鐘後取出切為二公分長段備用；雞肉切絲，入碗中加鹽、味精、澱粉抓一下；炒鍋中倒入沙拉油燒至七成熟，將雞絲倒入滑熟，控油備用；炒鍋二次上火，倒入少量沙拉油，加蔥、薑、料酒、醬油熗鍋，同時倒入雞絲和蕨菜，煸炒片刻即成。

## 巧吃韭菜可減肥

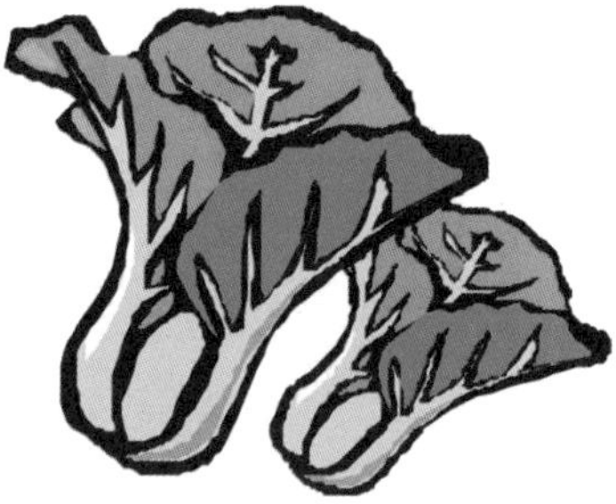

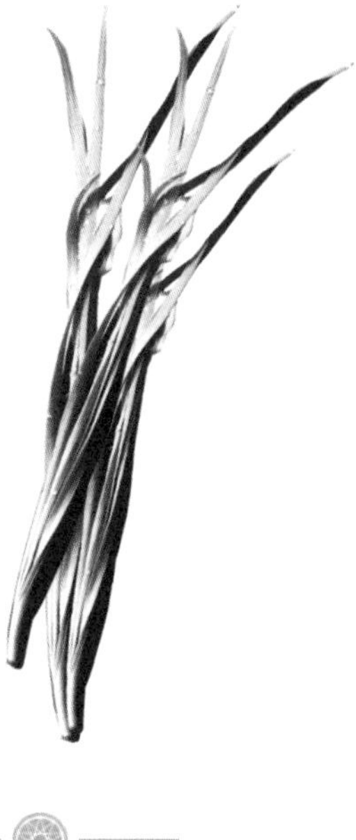

韭菜，自古以來就為人們所喜愛，特別是冬末春初的頭道韭，以嬌嫩鮮綠的姿態供餐，使人耳目一新。韭菜不但是調味的佳品，而且是富含營養的佳蔬良藥。

韭菜除了含有鈣、磷、鐵、糖和蛋白質、維生素A、維生素C外，還含有胡蘿蔔素和大量的纖維素，能增強胃腸蠕動，有很好的通便作用，能排除腸道中過多的營養，其中也包括多餘的脂肪，有利於減肥。因此，韭菜的莖葉可以做成味美可口的減肥佳餚。

由於韭菜是連續收割，莖葉貯存的養分也會很快消耗，積累減少，使食用品質降低。這些都與季節的生長有著密切的關係。春季生長的韭菜營養豐富而品質好，一旦到了夏季，韭菜開始老化，纖維多而粗糙，不易被人體消化吸收。加之到了夏天人的胃腸功能減弱，特別是吃老韭菜，粗纖維多，而且比較堅韌，不好消化而引起腹瀉。加上夏季天氣炎熱，韭菜不宜保管，很容易腐爛變質，散發出一種難聞的臭味，這些都是韭菜的不足。因此，夏季不宜多吃韭菜。

韭菜性偏熱，多食易上火，因此，陰虛火旺者不宜多吃，胃虛有熱、消化不良或喝酒之後不宜食用。

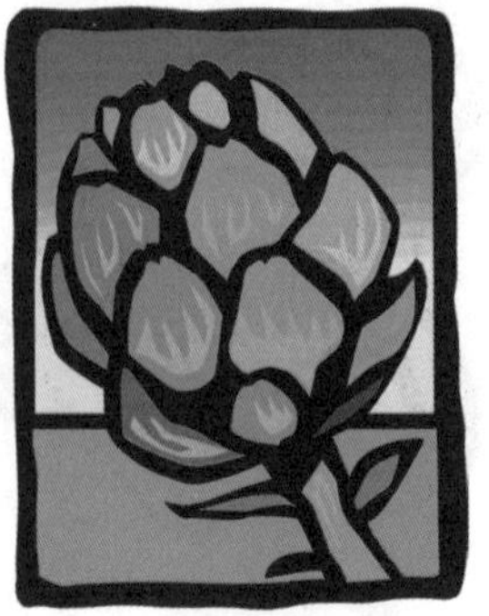

## ●乾巴菌韭菜花

**材料：**韭菜花一千克，乾巴菌五百克，糖辣子三千五百克，紅糖一百克。

**做法：**將乾巴菌削去泥土，揀淨雜草，用清水洗淨，撕成小條；將韭菜花擇洗乾淨，然後與乾巴菌條、糖辣子、紅糖、鹽拌勻，裝入乾淨壇中，壓緊，蓋上壇蓋，用水封口。七天後即可食用。

## ●韭菜炒雞蛋

**材料：**韭菜一五〇克，雞蛋三個，熟豬油五十克，精鹽六克，味精一克。

**做法：**將韭菜擇洗乾淨，切成三公分長的段；將雞蛋磕入碗內攪勻；鐵鍋上火，舀入熟豬油燒至六成熱，倒入蛋液，拌炒成小塊，用碗盛起；鐵鍋復上火，加入熟豬油燒至七成熱，放入韭菜、精鹽、味精，快速拌炒至變軟時，倒入雞蛋，拌和均勻，裝盤即成。

## 巧吃莧菜可減肥

莧菜，又名莧、米莧、清香莧、刺莧，是一種含大量粗纖維的減肥野菜。由於纖維可以促進胃腸蠕動減少脂肪吸收，故可輕身減肥。莧菜中富含維生素和礦物元素，每百克莧菜中含蛋白質一・八克、脂肪〇・三克、碳水化合物五・四克、粗纖維〇・八克、胡蘿蔔素一・九五毫克、維生素$B_1$〇・〇四毫克、維生素$B_2$〇・一六毫克、維生素C二八毫克。綠色莧菜含鈣一八〇毫克、鐵三・四毫克、磷四六毫克，是單純性肥胖症者的減肥野味菜。

用油炒食不科學，莧菜在熱油中烹炒時會失去鮮味，且產生一種不好聞的石灰味。莧菜草酸含量較高，對食物中鈣的吸收不利，因而在食用時不要直接生食。莧菜的正確製作方法是：先洗淨莧菜，倒入冷鍋，不放食油，置爐火上，炒熟，起鍋裝盤。另起熱鍋加食油，燒至六成熱時加細鹽、蒜泥、水、味精，水沸時起鍋，倒入無

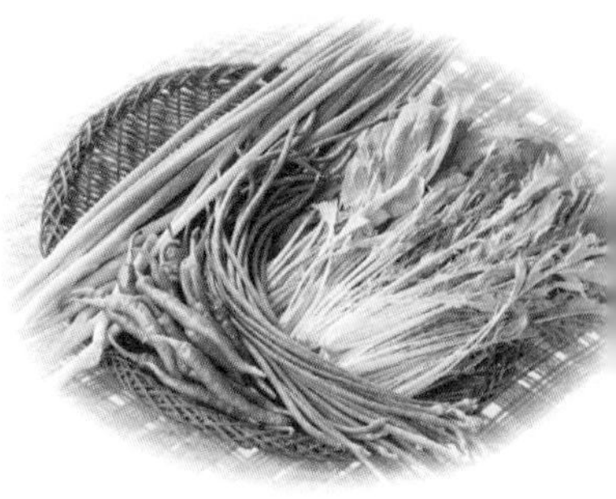

油炒烹的莧菜中，拌勻。或者在做菜前，先把莧菜在沸水中汆燙一下，經過汆燙以後，百分之八十以上的草酸可以被除去，而且營養不會受到多大影響，且有鮮味，甘美適口。

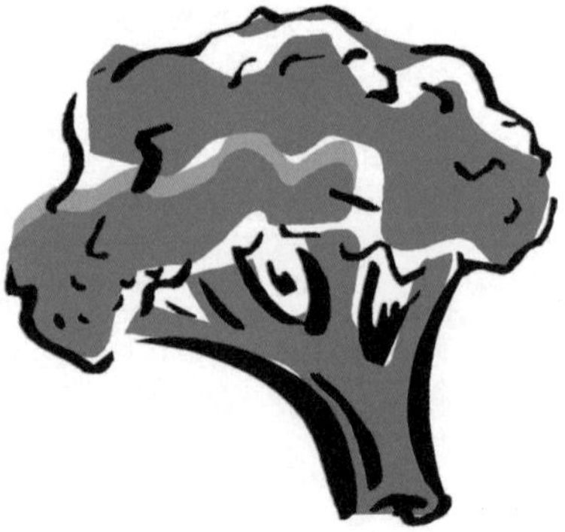

### ●蒜味綠莧葉

**材料：**綠色莧菜葉三百克，大蒜四瓣，鹽、醋、味精、香油各適量。

**做法：**將莧菜葉洗淨，入沸水中汆燙一下取出放入涼開水中冷卻一下，撈出控去水分。大蒜用刀拍為碎塊，用刀剁為末備用，味精以溫水浸泡；將莧菜葉與蒜末同入盤中加入鹽、醋、味精水、香油拌勻即成。

### ●麵筋熗莧葉

**材料：**莧菜葉二五〇克，炸麵筋一百克，蒜黃五十克，鹽、味精、醬油、水澱粉各適量，香油少許，沙拉油三十克。

**做法：**將莧菜葉洗淨，入沸水中汆燙一下，撈出切寸段裝盤備用；炸麵筋切為細絲，蒜黃洗淨，切碎末備用；炒鍋上火，入沙拉油，油溫升至七成熱時，入麵筋煸炒幾下，入蒜黃、鹽、味精、醬油煸炒，入水澱粉勾芡，淋香油出鍋，倒入盤中菜上即成。

## 巧吃芹菜可減肥

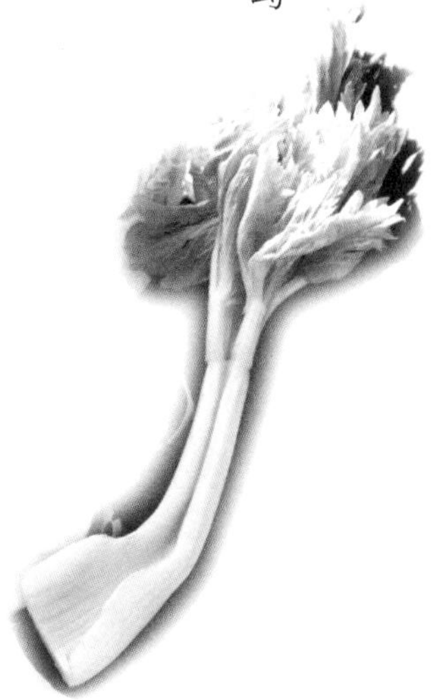

芹菜為傘形科草本植物旱芹的莖葉。味辛、甘，性涼，清熱平肝，有健胃、降壓等功效。主要含黃酮類、揮發油、甘露醇、環己六醇、維生素及煙酸等。原產地中海沿岸。

我國栽培芹菜，據說已有二千多年的歷史。芹菜有旱芹和水芹兩種，長吃的是旱芹，水芹只在南方才能吃到。芹菜的特點是株肥、脆嫩、渣少。

芹菜含有蛋白質、碳水化合物、脂肪、維生素及礦物質，其中磷和鈣的含量較高。常吃對高血壓、血管硬化、神經衰弱、小兒軟骨病等有輔助治療作用。同時芹菜還含有揮發性的芹菜油，具香味，能促進食慾。

芹菜中含有大量的纖維素，能促進胃腸蠕動，促進大便排出和降低血中膽固醇，有利減肥。芹菜有兩種，一種是旱芹，一種是西芹。如果你偏愛味道濃烈的食物，可選吃旱芹，用它來炒肉片，味道較強，減肥效果也更好。

烹製芹菜時，不宜放醬油，這是因為醬油的色澤棕紅，滋味濃厚，用醬油調味，芹菜會變得色澤暗淡黑褐，失去原有的翠綠，而且濃重的醬香味遮蓋了芹菜的淺淡爽口味。又由於醬油的液體狀和其中鹽分對芹菜的滲透壓作用，必然造成湯汁過多，影響了菜餚的整體質量。

芹菜的減肥食法有炒、拌、熗、醃、做餡，或用做配料等。

## ●肉絲拌芹菜

**材料：**芹菜三五〇克，豬瘦肉一五〇克，香油十克，味精一克，精鹽八克。

**做法：**將芹菜去掉葉、根，洗淨，剖開切成六公分長、帘子棍粗細的絲，用開水燙一下撈出，用涼水過涼，控淨水分；瘦肉洗淨切成六公分長的絲，用開水燙一下撈出；將芹菜、肉絲同放一盤內，加入香油、味精、精鹽拌勻即成。

## ●腐竹拌芹菜

**材料：**芹菜二百克，發好腐竹一五〇克，香油十克，鹽五克，味精一克，糖三克。

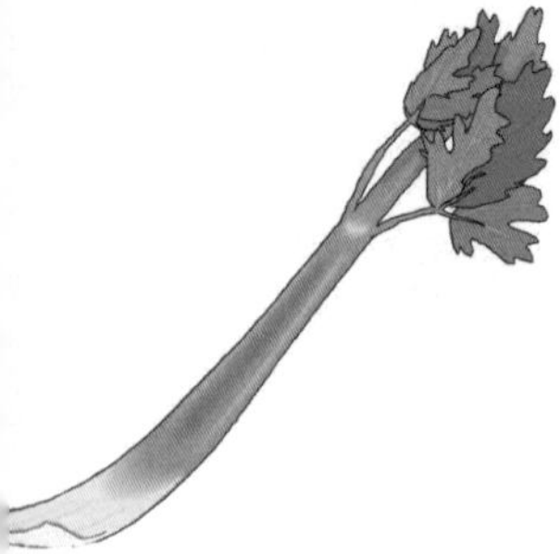

**做法：**將腐竹洗淨切成寸段或像眼塊，芹菜摘去老筋及葉，洗淨切寸段；芹菜、腐竹同入開水鍋中氽燙一下，撈出用涼水過一遍，瀝去水分，晾涼；芹菜、腐竹同放盆中，投入鹽、味精、糖、香油調拌均勻，裝盤即成。

## 巧吃薺菜可減肥

薺菜是高纖維素的輕身食品。每百克含蛋白質五・三克，碳水化合物六克，鈣四二○毫克，磷七三毫克，鐵六・三毫克，胡蘿蔔素三・二毫克，維生素$B_1$○・一四毫克，維生素$B_2$○・一九毫克，維生素C五五毫克，並含黃酮甙、膽鹼。是降壓、健脾、利水的減肥野味。適合於各種肥胖症。以下介紹薺菜的幾種吃法：

### ●薺菜羹

**材料：**薺菜一百克，胡蘿蔔、筍各五十克，味精、鹽、香油、胡椒粉、清湯、水澱粉各適量。

**做法：**將薺菜洗淨，入沸水中汆燙一下，胡蘿蔔、筍切絲，下沸水中稍汆燙備用；將鍋中注入清湯，加適量水及鹽煮熬至湯沸，入薺菜、胡蘿蔔絲、筍絲，加入胡椒粉、味精、香油、水澱粉調勻成羹即成。

### ●什錦薺菜

**材料：**薺菜一五〇克，茭白五十克，青蒜二十克，柿椒一個，精鹽、味精、香油、糖、醋、辣椒油各適量。

**做法：**將薺菜擇葉洗淨，茭白切絲，青蒜切段，柿椒切絲，分別入沸水中略汆燙，晾涼後同入盤中備用；將味精用溫水泡化，加入糖、鹽、醋、辣椒油和勻，澆在菜盤上，拌勻即成。

## 巧吃白菜可減肥

白菜，古名菘，有大白菜和小白菜之分，為我國原產和特產蔬菜。白菜所以在我國久傳不衰，廣受群眾歡迎，

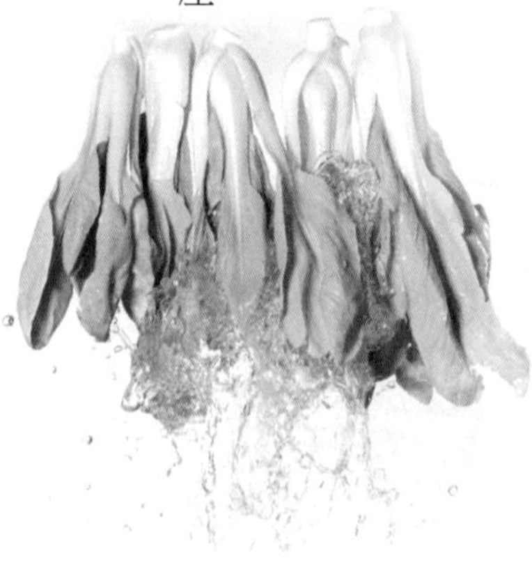

不僅是因為它具有四季長青、營養豐富、菜質鮮嫩、清爽適口等特點，而且還在於它具有一定的藥用價值。

白菜中含有豐富的纖維素，纖維素在人體腸道中不能消化吸收，但可增加糞便的體積和重量，將廢物排出體外，防止大便乾燥秘結，這樣就能減少大便中各種致癌物質與腸黏膜的接觸時間，同時還能稀釋腸道中的各種毒素，減輕致癌物質和毒素對腸黏膜的刺激強度。所以常食白菜，既能預防和治療便秘，又能預防痔瘡及結腸癌，同時還可以輕身減肥。

白菜的食用方法很多，通常可炒白菜、熬白菜，也可做白菜火鍋及包子、餃子的餡料。

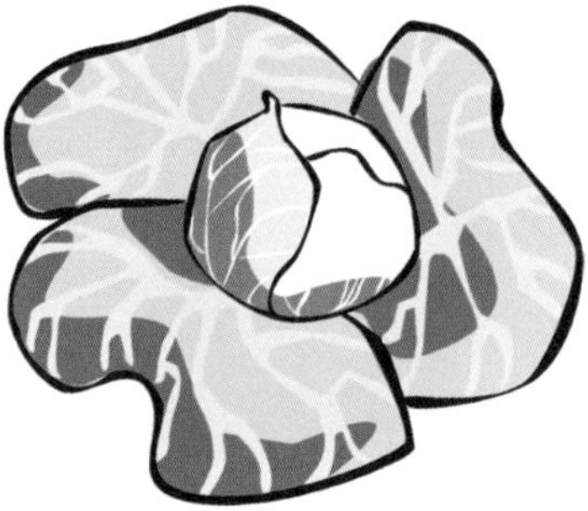

## ●白菜拌荷鮮

**材料：**嫩白菜心五百克，嫩藕四百克，乾紅辣椒、香菜、生薑、鹽、白醋、味精、白醬油、香油各適量。

**做法：**白菜心洗淨只取嫩葉，切絲後放碗中加鹽，醃五分鐘；香菜洗淨切段，乾紅辣椒去籽，用溫水泡軟，生薑去皮，均洗淨切絲；嫩藕去泥，洗淨，切段，再切成絲，放清水中泡去粉汁，入沸水中燙

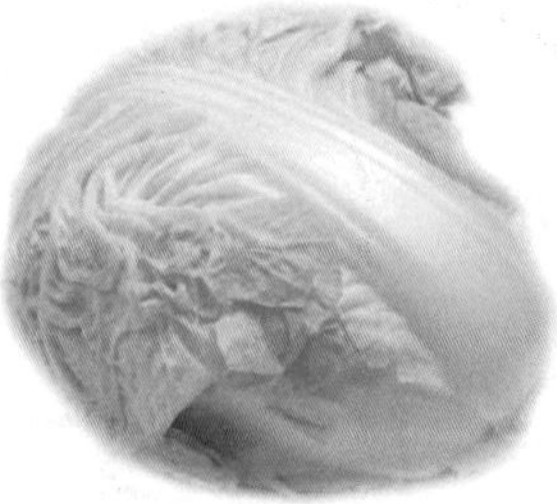

脆，撈出用冷水投涼，控乾水分；碗中加精鹽、白糖、味精、白醬油、香油對成調味清汁；將白菜絲擠去鹽水，加入藕絲、香菜段、薑絲、辣椒絲，澆上調味汁，拌勻即可食用。

## ●醋熘白菜

**材料：**淨白菜三百克，植物油三十克，香油二‧五克，花椒十五粒，精鹽四克，醬油十五克，米醋十五克，白糖二二克，水澱粉二十克。

**做法：**將白菜切成像眼塊；將油放入鍋內燒熱，下入花椒炸煳，揀出不要，投入白菜，用油煸炒幾遍，烹醋、醬油，下白糖、精鹽，勾芡，淋入香油出鍋即成。

## 巧吃白蘿蔔可減肥

「冬吃蘿蔔夏吃薑，一年四季保安康」，中醫把蘿蔔當藥已有千年以上的歷史，《食療本草》則謂其「利五臟，輕身，令人白淨肌細」。可見，蘿蔔不僅可以減肥使人身體輕捷矯健，還有美容，令皮膚細膩的功效。

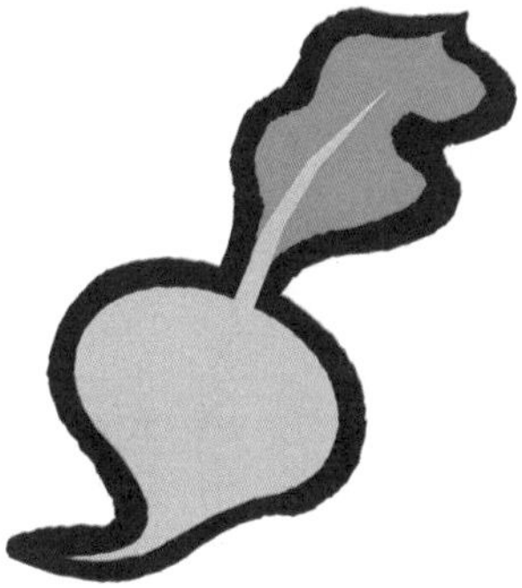

現代研究表明：蘿蔔含葡萄糖、蔗糖、果糖、雙鏈核糖核酸及多種維生素、微量元素，能有規律地使腸管緊張度增高、腸蠕動增強，縮短食物在腸道的存留時間，利於食物代謝及廢物的排出，不用節食而達到節食的功效。蘿蔔所含熱量較少，纖維素較多，吃後易產生飽脹感，這些都有助於減肥；蘿蔔還能防止膽結石等疾病的發生。特別是雙鏈核糖核酸能誘導人體自身產生乾擾素，增加機體免疫力，這可對預防癌症等疾病的發生有著重要意義。

可見，吃蘿蔔實在是一舉多得！至於吃法，以生食為最佳，可涼拌，可蘸醬，可加工成泡菜，也可以作為水果吃。如果能堅持每餐吃五十～一百克生蘿蔔的話，您將收到意想不到的好處。

## ●辣蘿蔔條

**材料：**白蘿蔔五千克，精鹽三二五克，辣椒粉二五〇克。

**做法：**選擇無傷疤、無蟲眼、不黑心、不空心的脆嫩蘿蔔，洗淨後削去毛根和直根，切成細條，攤在席子上曬

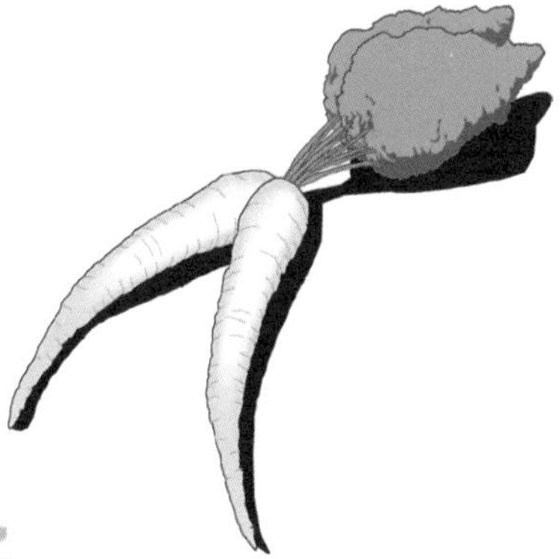

成半乾；將半乾蘿蔔條先用精鹽攪拌勻，放進缸裡，用菜石壓緊。三、四天後再把蘿蔔條倒出，放到席上，曬至出缸時的百分之七十左右，再放入其餘的食鹽，攪拌均勻後裝入缸內，先用手緊壓，再用菜石壓實；醃十天左右，再倒出晾曬一兩天；這時蘿蔔條已發黃色，把辣椒粉全部拌入，裝入缸內，可以隨時食用。

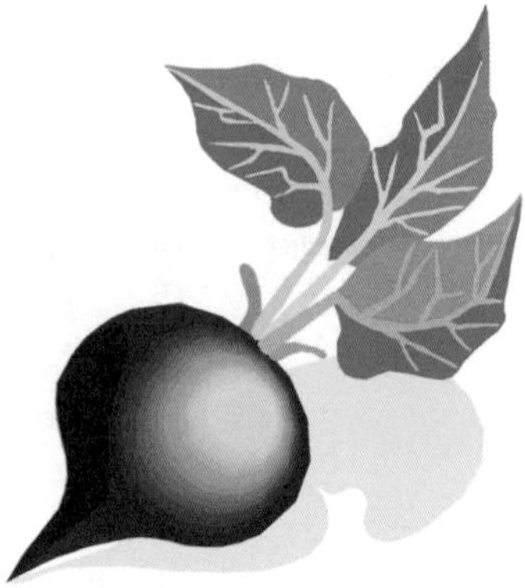

## ●櫻桃蘿蔔

**材料：**大蘿蔔五百克，精鹽四克，白醋十五克，白糖三十克，番茄醬二五克，雞蛋一個，澱粉二十克，麵粉三十克，水澱粉十克，熟豬油五百克（約耗一百克），香油五克。

**做法：**將蘿蔔洗淨去皮，切成二公分見方的丁，放入沸水中汆燙透，撈出用涼開水沖冷，瀝乾水分，放在碗內，加入雞蛋、澱粉、麵粉和少許水，調拌均勻；鍋上火，舀入熟豬油燒至七成熱，把蘿蔔逐個投入油中炸至表面酥脆、色澤金黃時，撈出瀝乾油；鍋內留少許油上火，放入番茄醬、白糖、精鹽和少許水，燒沸後，用水澱粉勾芡，倒入炸好的蘿蔔丁，迅速翻炒，淋入白醋、香油，裝盤即成。

# 巧吃胡蘿蔔可減肥

容易發胖的人，大多是因為代謝能力低，循環功能不佳，結果就讓多餘的脂肪及水分累積在體內，日積月累就成了肥胖的原凶。而胡蘿蔔汁就像一把強有力的刀，用來切斷這種惡性循環，可說是愛美的美人兒每天不可或缺的營養素。

用果菜榨汁機或攪拌機榨出一杯胡蘿蔔汁，一天喝一～二次，飯前喝，不必控制飲食，配合體質及身體的狀況斟酌飲用量，就能夠慢慢地丟掉一些多餘的體重。最速成的方法是，先斷食一～二天不吃東西，只喝胡蘿蔔汁。而在斷食期間內，喝多少胡蘿蔔汁都沒關係。到了第三天，則只吃一餐，其餘兩餐吃稀飯和燙青菜來溫暖胃腸。這樣進行一個回合，大約可以瘦下二～三千克。

選擇中等大小胡蘿蔔約二百克，用刷子及水將表皮充分洗淨，橫切成圓塊狀。

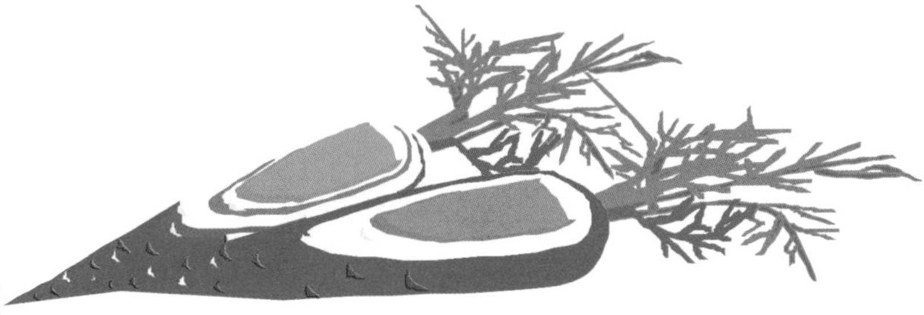

將胡蘿蔔切成適當大小，放入果菜榨汁機或攪拌機中，榨出來的胡蘿蔔汁，呈黏稠狀胡蘿蔔泥，完整保留了胡蘿蔔的營養，最好把它喝得一滴不剩。

如果用果菜榨汁機，則榨出胡蘿蔔汁之後，會有殘渣留在榨汁機內，這些殘渣含有豐富食物纖維，應該抓出一小把，泡入胡蘿蔔汁中一起喝下去，才不會浪費。

## 巧吃馬鈴薯可減肥

別看馬鈴薯土裡土氣不起眼，營養學家卻這樣勸告減肥者：吃馬鈴薯你不必擔心脂肪過剩，因為它只含百分之○・一的脂肪，是所有充飢食物望塵莫及的，每天多吃馬鈴薯，可以減少脂肪攝入，使多餘脂肪漸漸代謝掉，消除你的心腹之患。

中餐用馬鈴薯作主食的還不多，多數人是當菜吃。為了減肥，就應以馬鈴薯當飯，如煮馬鈴薯、馬鈴薯條或煎馬鈴薯餅，每日一餐，堅持吃下去對預防營養過剩或減去多餘的脂肪肯定有益。

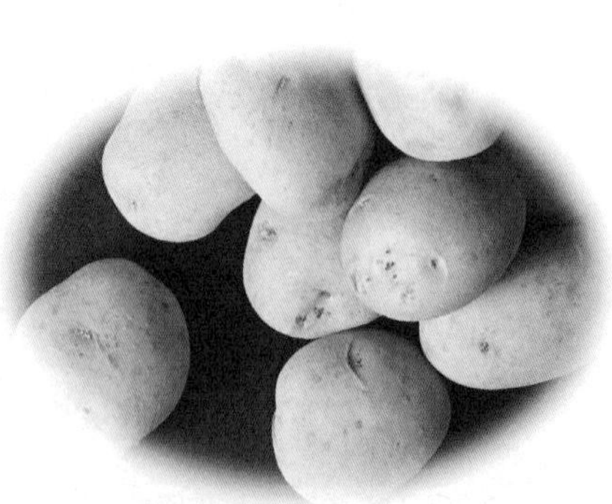

烹製菜餚時，當把馬鈴薯切開後，放置一會兒，往往會發紅、發黑，影響菜色，這是因為馬鈴薯中含有一種多元酚類的單寧物質，單寧在酶的作用下極易被空氣氧化而生成褐色。為了避免單寧物質遇空氣氧化，應將切好的馬鈴薯放在清水中或淡鹽水中浸泡，使之與空氣隔絕，就不會變色了。

## ●馬鈴薯燒肉

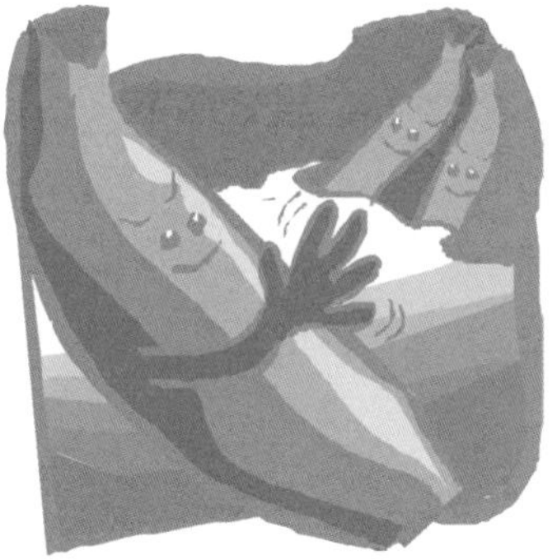

**材料：**去皮馬鈴薯二五〇克，帶皮豬五花肉二五〇克，植物油五百克（實耗約三五克），醬油六十克，精鹽二・五克，料酒五克，白糖五克，水澱粉二十克，大料一・五克，蔥十克，薑五克。

**做法：**將肉刮洗淨，切成二・五公分見方的塊。蔥切段。薑切塊、拍破。馬鈴薯切成滾刀塊；將油燒熱，投入馬鈴薯塊炸成金黃色撈出。肉塊用少許醬油拌勻，投入油鍋內，炸成金紅色撈出；將肉塊放入鍋內，加入醬油、精鹽、料酒、白糖、蔥段、薑塊，然後加水（以沒過肉為度），用猛火燒開後，轉

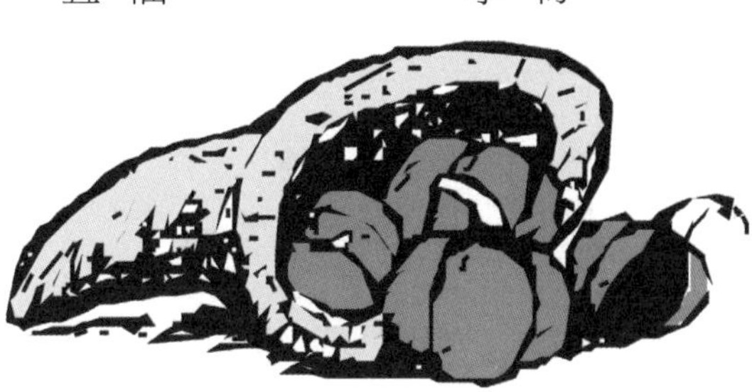

微火燜至近爛，投入馬鈴薯塊，攪拌均勻，待馬鈴薯塊入味，勾芡即成。

### ●馬鈴薯排骨湯

**材料：**馬鈴薯五百克，豬排骨一千克，蔥結一個，薑二片，紹酒五克，精鹽十克，味精三克。

**做法：**馬鈴薯洗淨去外皮，切成滾刀塊；排骨洗淨，斬成三・五公分長的塊；將排骨放入開水鍋中燙約五分鐘，撈出用清水洗淨；將排骨、蔥結、薑片、紹酒和適量清水，上旺火燒沸，再改用小火燒至半熟時，放入馬鈴薯塊燉至酥爛，再加入精鹽、味精，起鍋裝碗即成。

## 巧吃山藥可減肥

山藥（又名薯蕷、玉涎），在減肥期間可作為主食食用，或者作為輔食，山藥的脂肪含量低與大白菜相同，為每百克含〇・二克，水分含量為每百克七

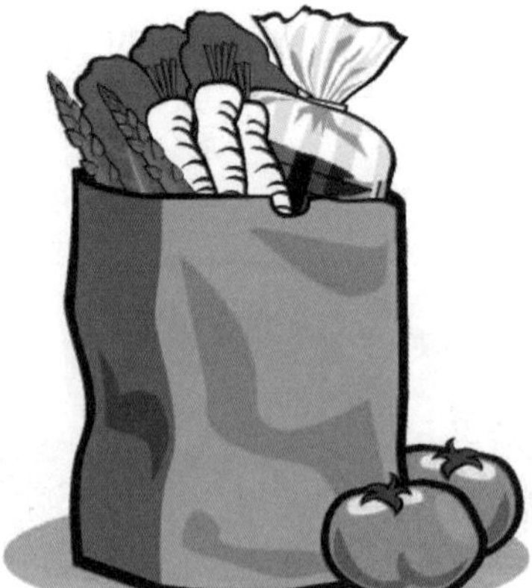

五・二克、蛋白質一・一克、碳水化合物二二・五克、鈣四毫克、磷六十毫克、鐵〇・六毫克、硫胺酸〇・〇五毫克、核黃酸〇・〇三毫克並含有澱粉，可增加飽腹感，達到減肥健身的目的。

山藥中富含纖維素以及膽鹼、黏液質等成分。食山藥的好處很多，它能供給人體大量黏液蛋白，這是一種多糖蛋白質的混合物，對人體有特殊的保健作用，能預防心血管系統的脂肪沉積，保持血管的彈性，防止動脈粥樣硬化過早發生，減少皮下脂肪堆積，避免出現肥胖。

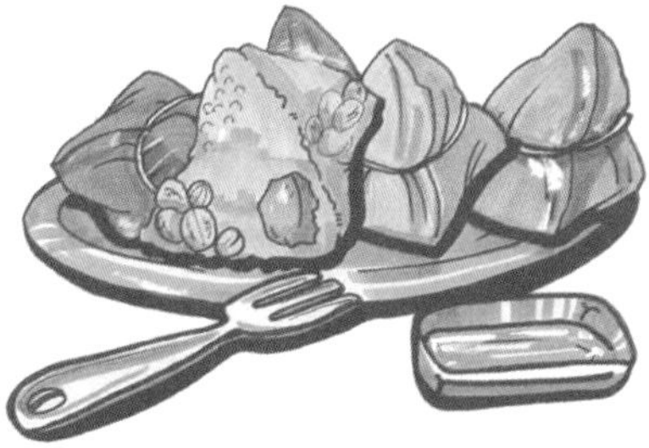

山藥中還含有消化酶，能促進蛋白質和澱粉的分解，是消化不良者的保健品，且可促進新陳代謝，減少多餘脂肪。

巧妙地烹調山藥，可達到減肥的目的。以下介紹山藥的幾種吃法：

## ●蛋黃山藥粥

**材料：**山藥五十克，蛋黃三枚（熟），白米二十克。

**做法：**將山藥洗淨切成片，白米淘洗入鍋中，煮米做粥至半熟入山藥片同煮，至爛熟，加入雞蛋黃即可食用。作早餐或晚餐食用。

### ●桂花山藥粥

**材料：**山藥一百克，薏苡仁二十克，桂花適量。

**做法：**先煮薏苡仁做粥如常法，山藥洗淨，切片，後入鍋中，粥爛熟放入桂花。早晨食用，亦可加少許白糖。

## 巧吃番茄可減肥

一談到減肥，一般人都會認為那是一件痛苦的事情。不過若能好好應用番茄來減肥，非但不必挨餓，還能健康的減去體重。番茄含有豐富的果膠等食物纖維減肥纖維。食物纖維無法被人類的腸子消化、吸收，會原封不動的變成大便排出來。因此，含有豐富食物纖維的番茄，不但讓人有飽食感，還具有低熱量、不易發胖的優點。事實上，番茄口感頗佳，每一百克才含有六七千焦的熱量，即使吃了一個中等大小的番茄二五〇克，也才只有一六七千焦的熱量，相當於一碗飯的五分之一。一個中等大小的蘋果二五〇克含有四四七千焦的熱量，相比之下番茄的熱量還不到蘋果的一半呢！

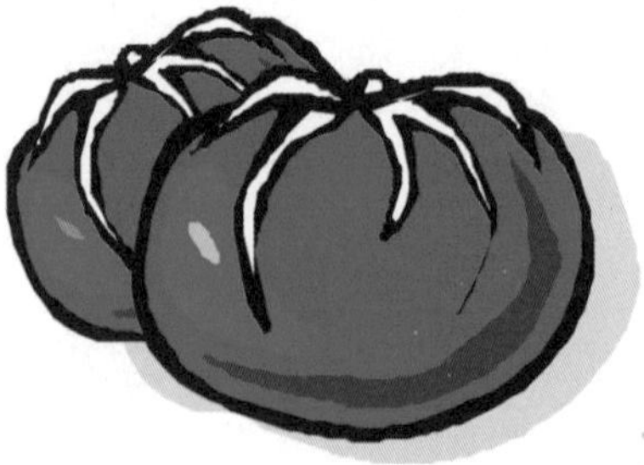

而且番茄易使人有飽食感的產生，食物纖維在腸內可以吸附多餘的脂肪，將脂肪和大便一起排泄出來。因此，若能在飯前吃一顆番茄，除了米飯及高熱量的菜餚攝食量會減少外，還能阻止食品中的脂肪被身體吸收。番茄含有豐富的維生素B群，能促進脂肪的代謝體內物質的變化及更新。在飯前吃番茄，有助脂肪被燃燒。

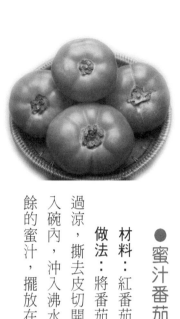

關於番茄的減肥法並沒有非常硬性的規定，不過一般以飯前吃一顆中等大小的番茄為基本做法，也可用一八〇~二五〇毫升的無鹽番茄汁來代替。最好能夠在三餐飯前吃番茄或是喝番茄汁，如果覺得膩時，那麼在早晚各一次也可以。肚子餓時，將番茄來當點心更好喔！番茄減肥法非常簡單，可以這樣吃：

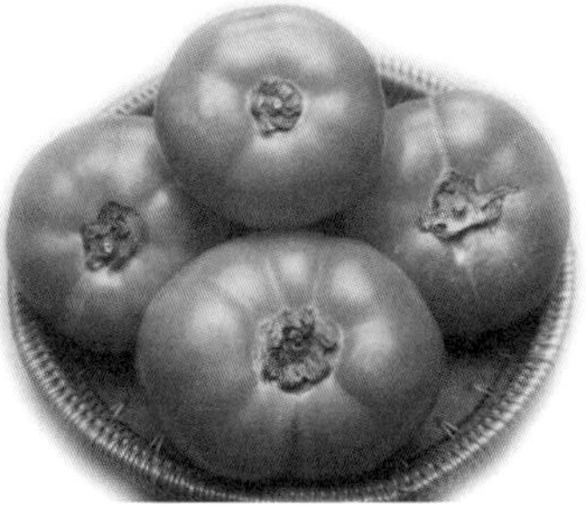

## ●蜜汁番茄

**材料：**紅番茄五百克，蜂蜜五十克，蜜玫瑰二克，開水二十克。

**做法：**將番茄洗淨，放入盆內，倒入沸水燙二分鐘，撈出用涼水過涼，撕去皮切開，除去把，每個切成六等份瓜楞塊，去籽；蜂蜜放入碗內，沖入沸水調稀，放入番茄瓜楞塊輕輕拌勻，取出稍稍瀝去多餘的蜜汁，擺放在盤中，再將蜜玫瑰撒於麵上，即可上桌食用。

## ●番茄燒豆腐

**材料：**番茄三百克，豆腐三塊，植物油五十克，醬油五十克，精鹽三克，味精三克，白糖十克。

**做法：**將番茄用開水燙一下，剝去皮，去掉籽，切成厚片。豆腐切成三公分左右的長方塊；將炒鍋放入油，燒熱後放入番茄炒一～二分鐘，把豆腐塊放入，加入醬油、精鹽和白糖，滾幾滾，撒入味精，即可出鍋。

# 巧吃辣椒可減肥

辣椒又叫番椒、辣子、海椒、青椒等，沒有辣味的品種也叫甜椒、柿子椒、菜椒等。辣椒含有豐富的維生素、礦物質、纖維素，營養價值高，而熱量的含量卻很低，所以辣椒是理想的瘦身食品。利用辣椒減肥，是應用辣椒配合蜂膠、柏樹芽等各種植物提煉而成的減肥系列用品，由擴大毛細血管，塗抹辣油及辣椒素，使藥液由表及裡滲透，結合電腦儀治療，能促使多餘脂肪細胞稀釋、軟化，排泄體外，無創傷，無需節食。家庭用辣椒減肥食用的方法很多，可以把它作為一種調味品，用以在烹調中增加菜餚的色、香、味；可以單獨炒食或與肉、蛋一起烹製成不同風味的菜餚；也可以把它製成辣椒醬、辣椒粉、辣椒油等，隨時備用。

## ●拌甜椒

**材料：**甜椒三五〇克，精鹽三克，甜麵醬十克，生薑二十克，白糖六克，味精二克，香油二五克。

**做法：**將甜椒去蒂洗淨，切成兩瓣，除盡辣椒籽，再切成小塊；生薑洗淨後切成薄片；薑、椒同放碗內，加精鹽醃漬約十分鐘，瀝去水分；鍋上火燒熱，下香油、甜麵醬，起鍋裝入碗內，加白糖、味精、甜椒塊、薑片拌勻裝盤即成。

## ●拌香菜小辣椒

**材料：**黃瓜二五〇克，香菜一五〇克，小辣椒一百克，香油十五克，黃醬（炸醬更好）七五克。

**做法：**黃瓜、小辣椒、香菜都不要用開水燙，但一定要消毒、洗淨；將黃瓜去蒂，小辣椒去蒂、籽，均切成豆粒大小的碎丁；香菜去掉根和黃葉，切成一公分長的小段；將黃瓜、小辣椒、香菜放入盤內，加入黃醬、香油，拌勻即成。

## 巧吃冬瓜可減肥

冬瓜，又叫東瓜、白瓜、枕瓜，古時還有「水芝」、「地芝」等稱呼。冬瓜歷來被視為減肥上品，有「減肥瓜」之稱，因為冬瓜是瓜蔬中唯一不含脂肪的食品。現代醫學認為，冬瓜的減肥作用主要是含有豐富的丙醇二酸，它能抑制糖類轉化為脂肪，加之冬瓜中不含脂肪和較強的利尿作用，所以，食用冬瓜具有明顯的減肥作用。《食療本草》說：「欲得體瘦輕健者，則可常食之。」

臨床發現，中度以上的肥胖者，常有食慾亢進的現象。中國醫學認為，火有消穀之力，胃火偏盛，往往貪食。由於冬瓜能養胃生津、清胃降火，使人飲量減少，從而有助於減肥。此外，冬瓜含有維生素$B_1$、$B_2$、C及鈣、磷、鐵等，其中維生素$B_1$可促使體內澱粉、糖轉化為熱能，而不變成脂肪，所以有助於減肥。

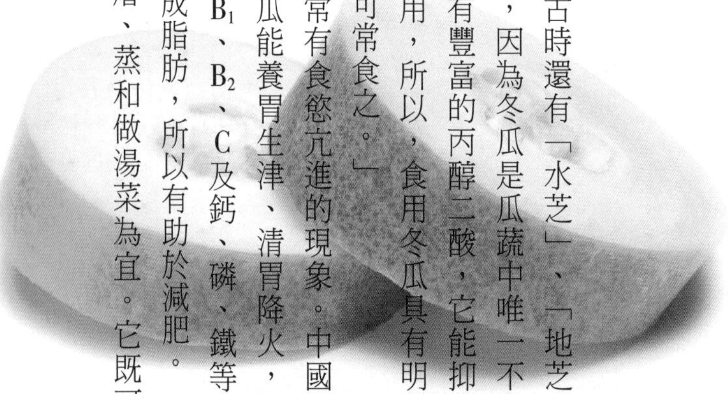

冬瓜的食用方法很多，以燒、燴、蒸和做湯菜為宜。它既可單獨切片或剁塊，

燒、燴成湯清味美的佳蔬，也可以與蘆筍、番茄、絲瓜片、蘑菇片等做成素席名菜，還可以與魚、肉、蝦、鱔、燕窩等相配，烹製成香濃味鮮的葷餚。

## ●紅燒冬瓜

**材料：**冬瓜五百克，蔥油四十克，花生油三五克，甜醬二五克，醬油二五克，白糖十克，精鹽三克，味精二克，蔥、薑末各少許，水澱粉二十克，高湯一百克。

**做法：**將冬瓜去皮、去子瓤洗淨，切成三公分長、一・二公分厚、二公分寬的塊；鍋內加花生油燒熱，下入蔥薑末、甜醬，再投入冬瓜、醬油、白糖、精鹽、味精、高湯，開後轉微火燒至冬瓜軟爛時勾芡，淋上蔥油攪勻，盛盤即成。

## ●乾貝冬瓜球

**材料：**淨冬瓜二千五百克，紹酒十克，乾貝二五克，雞清湯九百克，火腿十五克，水澱粉十克，香菇十克，味精一克，蝦米十克，青椒五克，蔥結十克，紅泡椒粒五克，生薑一片，熟雞油十五克，精鹽八克，熟花生油十五克。

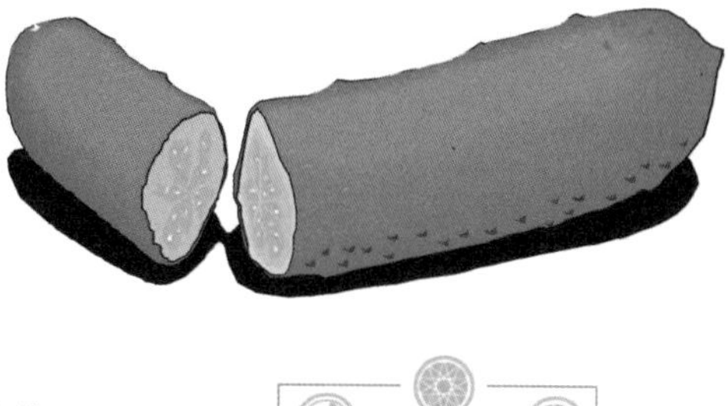

**做法：**乾貝、海米、香菇用水發好；火腿切片；冬瓜用挖刀挖成小圓球；炒鍋內放入雞清湯七五〇克，加精鹽五克，把冬瓜球放入，用中火燒二三分鐘，撈出，用湯沖去浮沫；另把雞清湯一五〇克、瓜球、乾貝、蝦米、火腿、香菇放在一起燒開，加精鹽三克，改用小火燒五分鐘，再用中火燒片刻，撈出冬瓜球等物料，用水澱粉十克勾薄芡，加入味精拌勻，淋上熟豬油即成。可用青紅椒粒作點綴。

## 巧吃黃瓜可減肥

黃瓜，原名胡瓜、王瓜、青瓜，屬葫蘆科甜瓜屬一年生蔬菜。黃瓜以嫩果供食用，清香多汁，是人們喜愛的一種蔬菜。中醫認為，黃瓜性寒，味甘無毒，具有清熱、解渴、利尿等功效，可用於煩熱口乾、排尿不暢、四肢水腫、水腫腹脹等症。

現代醫學研究表明，黃瓜中含有一種揮發性芳香油，因而能生清香味，可以增加食慾。鮮黃瓜中含有一種可抑制糖類轉化為脂肪的丙醇二酸物質，肥胖的人常食黃瓜有減肥之效。鮮黃瓜中還含有

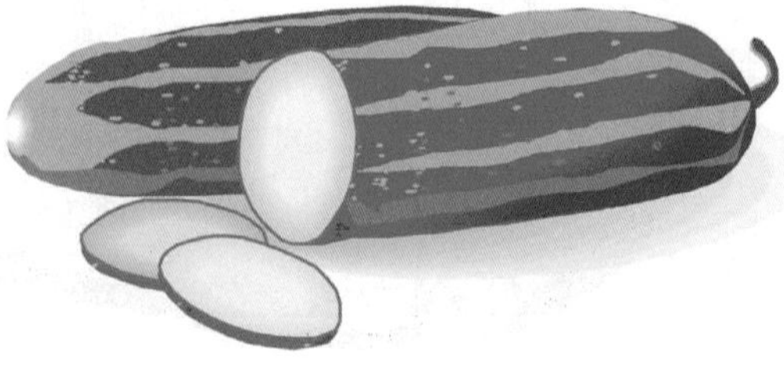

非常嬌嫩的細纖維素，既能加速腸道物質的排泄，又能降低血液中的膽固醇。

作為減肥蔬菜，黃瓜的吃法很多，可當水果生食，入饌多作涼菜，也能熱炒、做湯等。

## ●酸辣黃瓜條

**材料：**黃瓜五百克，白醋三十克，乾辣椒十五克，精鹽五克，老薑十五克，白糖五十克，清水二百克。

**做法：**黃瓜去頭和尾，老薑刮去表皮，乾辣椒去蒂和籽，洗淨備用；黃瓜改刀成約五公分長、約一公分見方的條；老薑、乾辣椒切成約四公分長的細絲；將黃瓜條置器皿內，加精鹽醃漬約二十分鐘，入味後瀝水備用；炒鍋置灶口上燒熱，放入清水、薑絲、白糖，用小火熬製，待白糖全部溶化，放乾辣椒繼續熬製約十五分鐘，待汁稠有辣味時，將汁倒入器皿內晾涼，添入白醋調勻，將黃瓜條倒入汁內浸泡約三十分鐘後，潷去汁取出瓜條，裝入器皿內即成。

## ●蒜泥黃瓜

**材料：**嫩黃瓜五百克，淨蒜瓣一頭，精鹽六克，味精二克，香油二十克。

**做法：**黃瓜洗淨，切成劈柴塊或其他形狀，加鹽五克，拌漬片刻，擠去水分；蒜瓣搗成泥，加鹽一克，香油調味，倒入黃瓜中，加味精，拌勻裝盤即成。

## 巧吃苦瓜可減肥

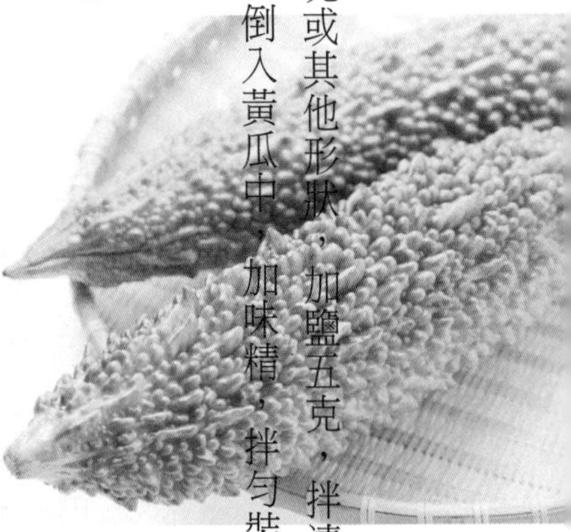

有人曾問幾位小姐「為什麼這麼苗條」，她們說：「每天會生吃二～三根苦瓜，所以才這麼苗條。」然而，苦瓜雖然減肥效果出奇地好，可是每天吃好幾根，苦得真讓人受不了。當然也有例外，有一位姓孫的女士，一口氣吃了五根苦瓜，也感覺很好。她說原來體重八七千克，生吃了一年苦瓜，體重減到四八千克。苦瓜，是苦的，那種苦澀的味道無法下嚥，可是一根苦瓜裡含有百分之〇・四貴如黃金的減肥特效成分——高能清脂素。

一天吃幾根苦瓜，不管怎麼吃、怎麼睡都不會發胖。苦瓜可這樣做：

### ●怪味苦瓜

**材料：**苦瓜二五〇克，精鹽適量，醬油適量，白糖少許，醋適量，芝麻醬適量，紅油辣椒三十克，花椒麵少許，香油少許，味精少許，熟芝麻少許。

**做法：**芝麻醬入碗內，加入醬油、精鹽、白糖、醋調勻，嘗準味道後，再加入紅油辣椒、花椒面、香油、味精、熟芝麻，調勻而成怪味汁；苦瓜切去兩端，對剖成兩邊，去盡內部的瓜瓤，洗淨，切成五公分長、○・六公分見方的條；再放入沸水鍋中汆水，煮至苦瓜條斷生，撈出，放入筲箕內加鹽、香油拌勻，攤開晾冷；苦瓜條放入盆中，加入調好的怪味汁拌勻，最後裝入盤中，表面撒上熟芝麻而成。

## ●苦瓜豆腐湯

**材料：**苦瓜一五○克，瘦豬肉一百克，豆腐一百克，精鹽三克，味精二克，醬油十五克，南酒五克，濕澱粉十五克，香油五克，植物油二五克。

**做法：**將豬肉洗淨剁成末，加南酒、醬油、濕澱粉八克醃十分鐘，植物油燒熱略降溫，下肉末劃散，加入苦瓜片翻炒數下，推入豆腐塊，用勺劃碎，調味後加水七五○克煮沸，用少許濕澱粉勾薄芡，淋上香油即可。

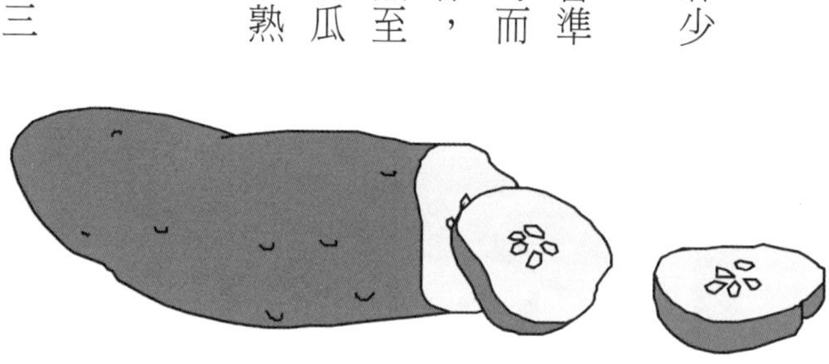

# 巧吃豆芽可減肥

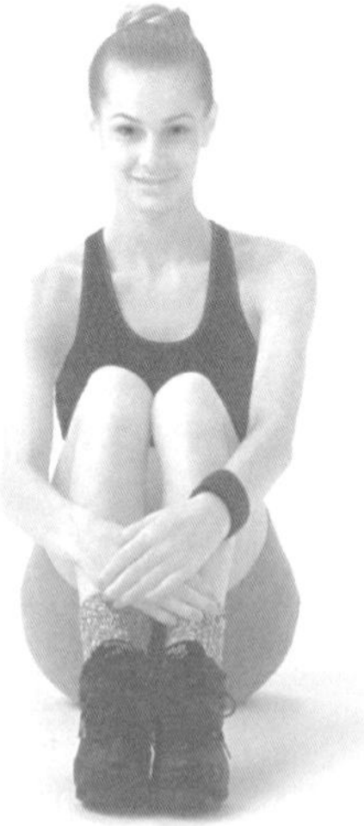

豆芽是豆類種子在無光無土和適宜的溫度、濕度下培育的芽菜的統稱，以綠豆芽、黃豆芽最為常見。豆芽含脂肪及熱量低，含水分和纖維素多，食入後產生的熱量少，更不容易形成脂肪堆積皮下。常吃豆芽不僅可以減肥還對健康非常有益。炒時加入一點醋，即可防維生素B流失，又可以加強減肥作用。

黃豆芽多作熱菜，可以炒、燒、煮、氽等；綠豆芽除可熱食外，還用作涼菜，可以熗、拌等。

## ●拌綠豆芽

**材料：**綠豆芽一千克，黃瓜一百克，精鹽二五克，蔥絲十克，薑絲十克，米醋二五克，香油五克。

**做法：**將綠豆芽揀去雜質，洗淨，入開水鍋裡燙熟（注意不要過火），撈出控去水分；黃瓜刷洗乾淨，直刀切成片，再

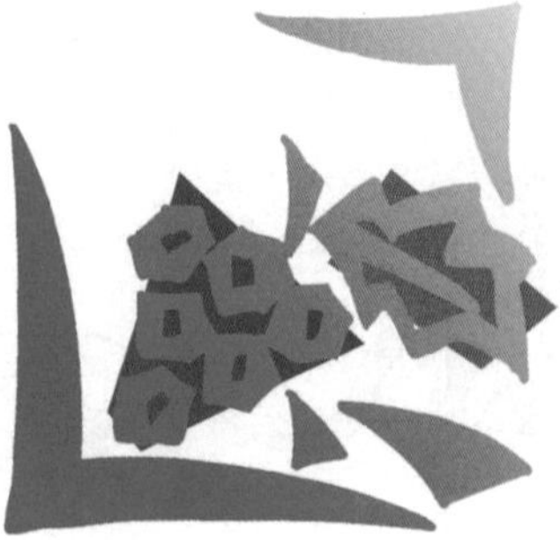

切成細絲；將豆芽、黃瓜絲盛入盤中，撒上精鹽，加入蔥絲、薑絲拌勻，最後澆上米醋、香油，拌好即可食用。

### ●熗綠豆芽

**材料：**綠豆芽一千克，精鹽二五克，花椒油二五克，蔥絲五克，薑片三克，香菜二棵，醋十五克。

**做法：**將綠豆芽擇好，用清水漂洗乾淨，放入開水汆一下，撈出控乾，盛入盤裡；將鹽、醋撒在豆芽菜上拌勻，再放上蔥、薑、香菜段，熗上花椒油，即可食用。

## 巧吃蘑菇可減肥

蘑菇含有無機質、維生素及蛋白質等成分。且多食也不會發胖，同時，對高血壓、心臟病患者有益，是一種較好的減肥美容食品。

蘑菇所含的大量植物纖維，具有防止便秘、預防糖尿病及大

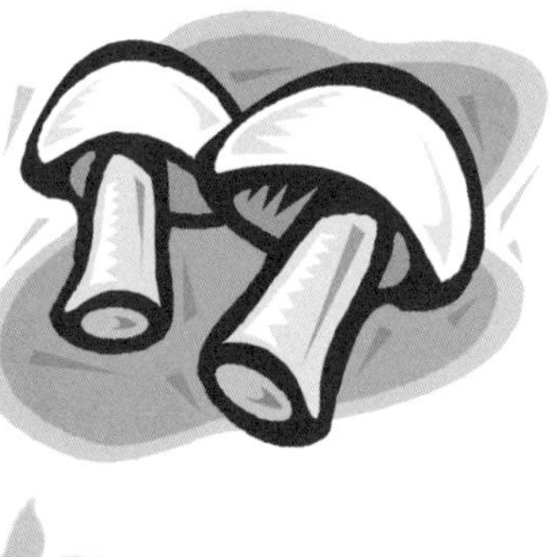

腸癌、降低血液中的膽固醇含量的作用。且香菇又屬於低熱量食品，可以防止發胖。當然對健康甚至於美容都非常有益。

但是，天天吃蘑菇很容易令人生膩，沒有關係，下面介紹幾種蘑菇食譜：

## ●釀蘑菇

**材料：**水發蘑菇二百克，豆腐二塊，胡蘿蔔末少許，青菜末少許，雞蛋清一個，精鹽十克，味精二克，濕澱粉五十克，生薑一片，老蔥一根，花生油二五克。

**做法：**蘑菇用模具刻成直徑三公分左右、大小一致的圓塊，放在碗內加生薑、老蔥、清水，上籠蒸約十分鐘後取出待用；豆腐擠乾水分，用刀背拓成泥，加精鹽六克、味精一克、雞蛋清一個、濕澱粉四十克，一同攪拌成餡待用；取出蒸好的蘑菇，用潔淨紗布吸乾水分，用小竹筷將豆腐餡填在蘑菇上面，整理成圓形，成蘑菇狀，點上胡蘿蔔末、青菜末，放在盤中上籠蒸約五分鐘取出，整齊疊放在圓盤裡；炒鍋上火，放少許清水，加精鹽四克、味精一克，用濕澱粉勾芡，淋上花生油即可上桌食用。

## ●鹵蘑菇

**材料：**水發蘑菇二百克，生薑一片，老蔥一根，醬油二五克，精鹽二克，白糖十克，味精一克，八角少許，花生油五十克，清湯一百克。

**做法：**將蘑菇改刀成長五～六公分、寬三～四公分薄片，放在盤子裡待用；炒鍋洗淨上火，鍋內放花生油五十克，燒熱後放入生薑一片、老蔥一根、八角少許炸香，放入蘑菇煸炒一下，放清湯一百克燒開後，放入醬油二五克、精鹽二克、白糖十克，燒約五分鐘，放入味精一克，收乾鹵汁倒在盤子裡，去掉生薑、老蔥、八角即成；將鹵好的蘑菇整齊疊放在盤子裡即成。

## 巧吃香菇可減肥

香菇又叫香蕈、香菌，按季節可分為冬菇、秋菇、春菇，以冬菇為好；按質地可分為花菇、厚菇、薄菇，以花菇為好。香菇中含有一種核酸類物質，可抑制血清和肝臟中的膽固醇增加，有阻止血管硬化、降低血壓和減肥的作用，是減肥者很好的食品。

香菇宜葷宜素，既可作主料，又可作配料，適宜於鹵、拌、熗、炒、烹、炸、燉等多種烹調方法，做出許多美味可口的減肥菜餚。

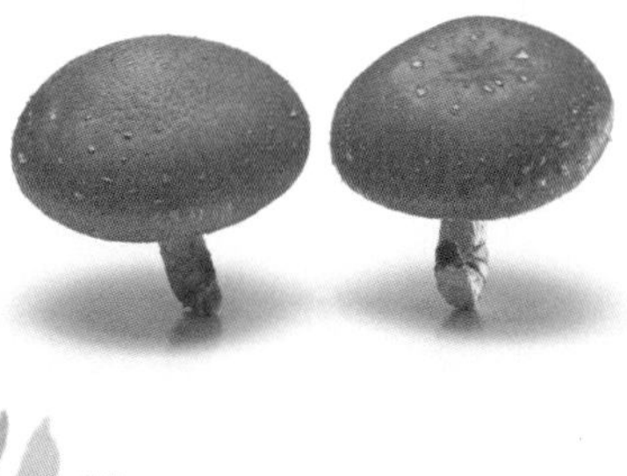

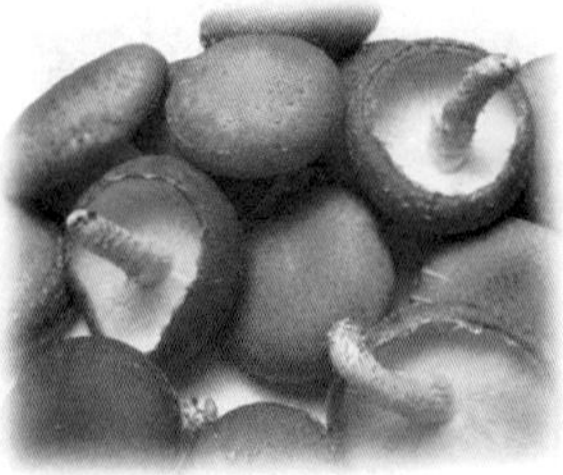

## ●滑香菇

**材料：**鮮香菇四百克，番茄半個，青椒二五克，雞蛋一個，乾澱粉十克，精鹽三克，味精一克，花生油五百克（實耗七五克），素鮮湯七五克，香油五克。

**做法：**將鮮香菇用清水洗淨，入開水鍋中略汆燙，取出瀝乾，待冷卻後刮去黑皮，切成斜刀片，放入碗內，加蛋清、精鹽、味精各少許，加乾澱粉拌和上漿；番茄洗淨，去籽，切成八塊薄片；青椒洗淨，切成薄片；炒鍋上火，下花生油燒至五成熱，將香菇片下鍋滑熟，取出瀝油；鍋內留油少許，下青椒略炒後，加鮮湯、番茄片、精鹽、味精，下香菇片，燒沸後用濕澱粉勾芡，淋上香油，出鍋裝盤。

## ●香菇豆腐

**材料：**水發香菇一百克，豆腐三百克，精鹽一克，醬油十克，味精二克，香油十克，花生油五十克，素鮮湯一五〇克，濕澱粉十五克。香菇去蒂洗淨切條。

**做法：**豆腐切成三公分長、〇・五公分寬的厚片；炒鍋燒熱，下豆腐、香菇，稍煎後，下鮮湯、鹽、味精燒開，移小火燒五分鐘，再用大火收汁，用濕澱粉勾芡，加香油出鍋，倒入湯盤內，豆腐擺成條，香菇放在豆腐上面即成。

## 巧吃銀耳可減肥

銀耳，又名白木耳、雪耳，因其晶瑩透白，色白如銀，形似耳朵而得名。銀耳是一種含粗纖維的減肥食品，營養價值也很高，每百克乾銀耳中含蛋白質五克、脂肪〇・六克、碳水化合物七八・三克、鈣三八〇毫克、磷二五〇毫克、鐵三〇・四毫克、維生素$B_1$〇・〇〇二毫克、維生素$B_2$〇・一四毫克、尼克酸一・五毫克、核黃素〇・一四毫克、抗壞血酸四毫克。現代研究證明，銀耳的粗纖維可助胃腸蠕動，減少脂肪吸收，故有助減肥作用，並有去除臉部黃褐斑、雀斑的功效。

巧吃銀耳可以達到減肥的目的，以下介紹銀耳的幾種吃法：

### ●涼拌雙耳

**材料：**銀耳二十克，黑木耳二十克，鮮筍二五克，白糖、味精、鹽、醋各適量，

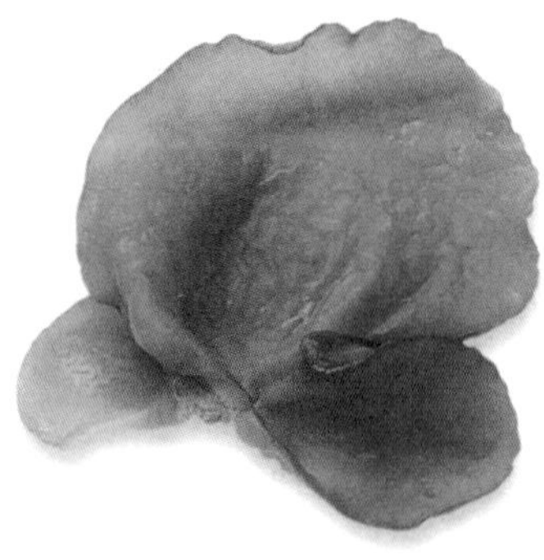

香油少許。

**做法：**將雙耳泡發後，擇洗乾淨同入盤中，鍋中加清水，水沸將雙耳入鍋燙熟，撈出後晾涼，鮮筍切小菱形片，入開水中燙一下，同雙耳共放盆中晾涼，加鹽、糖、醋、味精、香油調拌均勻即成。

### ●銀耳肺羹

**材料：**水發銀耳二五克，熟豬肺二十克，清湯二五〇克，蔥、薑、胡椒粉、鹽、味精、水澱粉各適量。

**做法：**將銀耳擇洗與豬肺同煮入清湯，加各味佐料煮十分鐘後，以水澱粉勾芡即成。

## 巧吃海帶可減肥

海帶性寒，味鹹，具有軟堅散結的作用，其所含多種礦物質、微量元素等，能減少人體攝入動物脂肪在心臟、血管、腸

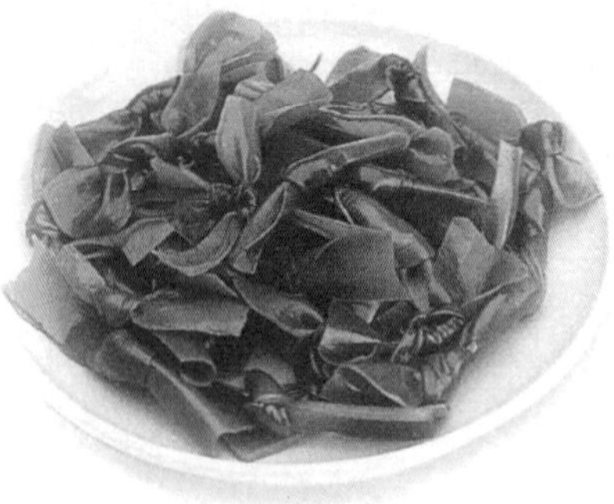

壁上沉積。試驗證明，胖人一個月吃一～一・五千克海帶，能達到理想的減肥效果。缺碘會引起甲狀腺分泌不足，而這會使身體的基礎代謝率明顯降低。如果嚴重缺碘，降低水平能量輸出，可誘發肥胖症。可見，海帶是含碘最高的食品，因而還能防胖。

## ●紅燜蘿蔔海帶

將海帶用水泡二十四小時，中間換水兩次，然後洗淨切成絲。將素油燒熟，加海帶絲炒幾下，放入丁香、大茴香、桂皮、花椒、核桃仁、醬油和清水燒開，改中火燒至海帶將爛，再將蘿蔔絲燜熟即可食用。

## ●怪味海帶

**材料：**海帶、紅豆、蘿蔔、山楂、甜葉菊甙粉各適量。

**做法：**將海帶放水中泡二十四小時，中間換兩次水，然後洗淨切絲晾乾；將紅豆、蘿蔔、山楂加水及甜葉菊甙粉燒開煮三十分鐘；撈出紅豆、蘿蔔、山楂棄之，放入海帶，燜至汁盡，海帶酥爛，起鍋晾乾食用。

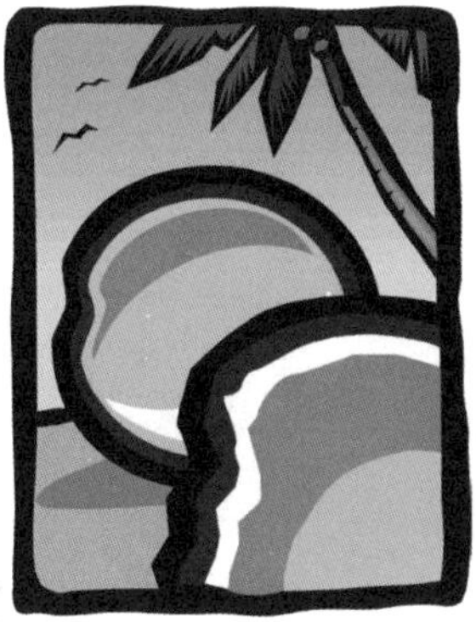

## 巧吃山楂可減肥

山楂含枸櫞酸、蘋果酸、抗壞血酸、糖和蛋白質、碳水化合物，性味酸甘溫，有較強的降血脂和消除體內過剩脂肪的作用。

用山楂減肥效果快，一般食用三十日後體重明顯減輕，且效果穩定，停食後體重不易回升，是一種簡便可靠的減肥方法。

### ●山楂茶

山楂五百克，乾荷葉二百克，薏苡仁二百克，甘草一百克。將以上幾味共研細末，分為十包，每日取一包沸水沖泡，代茶飲，茶淡為度。

### ●山楂元宵

**材料：**糯米麵一千一百五十克，麵粉一百克，鮮山楂五百克或山楂糕三百克，核桃仁一五〇克，芝麻一百克，紅絲一五〇克，桂花鹵二十克，糖粉五百克，植物油二

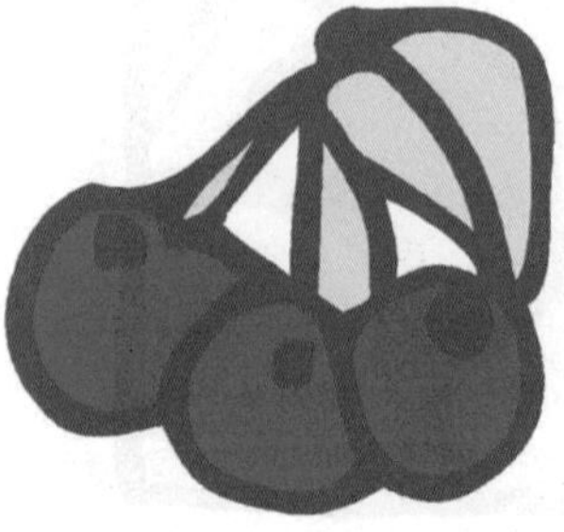

五克，芝麻油二五克，玫瑰香精適量。

**做法：**山楂洗淨後煮或蒸爛，晾涼後去皮去核，製成山楂泥待用；若以晶糕為原料，可直接使用；將糖粉、麵粉、山楂泥或晶糕混合，加入擀碎的核桃仁和紅絲、桂花鹵，再加油攪拌均勻，裝入木模框中，壓片、壓實，脫模後切成一八毫米見方的塊；取平底容器，倒入糯米麵鋪好，用漏勺盛餡蘸上水，倒入糯米麵中，滾動數次；取出後蘸水再滾動；重複多次後即可做成元宵；置沸水中煮至元宵上浮後再停片刻，即可裝碗食用。此元宵酸甜可口，常吃大有裨益。

## 巧吃檸檬可減肥

檸檬是一種富含維生素C的水果，耐久易保存，能防止牙齦紅腫出血，還可減少黑斑、雀斑發生的機率，並有部分美白的效果。檸檬皮還有豐富的鈣質，所以，為了達到理想的效果，最好還是連皮榨汁最有營養。它可以大量的補充人體所需要的微量元素，是女性必不可少的美容食品。除此之外，檸檬中所含的物質，經過合理

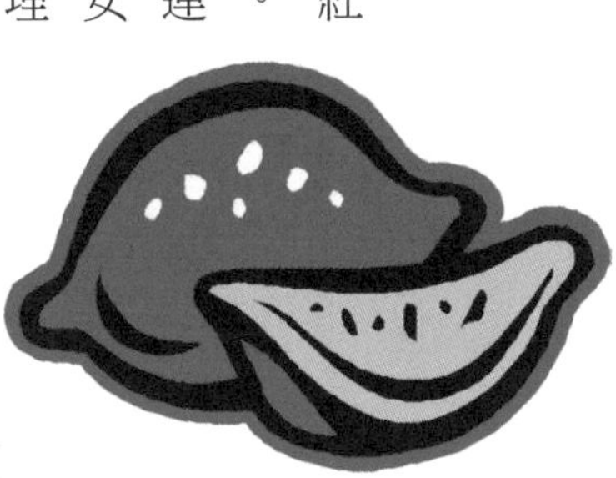

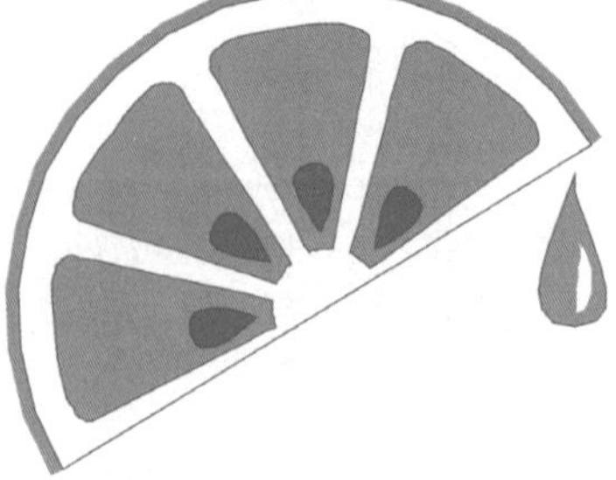

的調配，還是十分有效的減肥物質。可以使你在享受檸檬的美味的同時，成為一個美貌與身材皆備的出眾女人。

## ●檸檬醋

一種檸檬醋，可以減肥養顏美容，而且最好還是連皮榨汁最營養。檸檬耐久易保存，含豐富的維生素C，能防止牙齦出血，還可減少黑斑、雀斑發生的機率，並有部分美白的效果，檸檬皮還有豐富的鈣質。檸檬與醋同樣具有減肥效果，這樣看來，檸檬醋的確是能養顏美容，也是種健康食品，飯後小喝一杯讓自己更具元氣，也更美麗窕窈。但是，檸檬與醋的酸度都很高，空腹喝太多會傷胃。要嘗試不可不小心。

## ●檸檬水

自然檸檬水減肥法是日本最流行的「家庭主婦」式的喝水節食法，十分有效，夏季減肥正當時。減肥方法如下：

一千毫升的水裡加上半粒檸檬原汁，並置於冰箱裡（溫度低較易有爽口的感覺）；每日至少喝下三千毫升的檸檬水，不需特別節食或禁絕零食，但必須時時補充檸檬水；必需搭配每日十五分鐘運動不必持續，分散時間亦可有助於排汗（排除體內有害物質）。檸檬水可以解渴且沖淡想吃東西的慾望，因此，可有效抑制不當飲食，加上一天總共十五分鐘的運動，效果會十分顯著。

## 巧吃羅漢果可減肥

現代醫學研究證明，羅漢果味甘、酸，性涼，有清熱涼血、潤肺，滑腸排毒的作用，並可駐顏，是減肥果品。以下介紹兩種羅漢果的吃法：

### ●糖果飲

**材料：**羅漢果二五〇克，白砂糖適量。

**做法：**將羅漢果壓碎，加水適量煎煮，共煎三次，每次煎半小時，以小火蒸去水氣使其成黏稠狀，涼拌入白砂糖，混勻，曬乾，壓碎裝瓶備用。每次取十克左右以開水沖泡飲之。

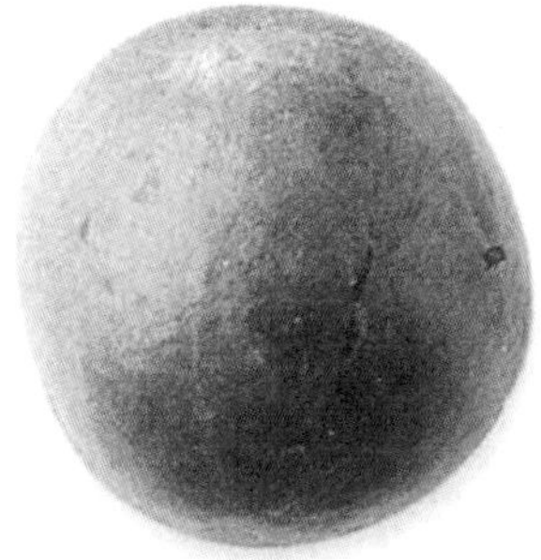

## ●羅漢果燉鴨

**材料：**淨鴨塊二百克，羅漢果一個（約重十五克），薑二五克，蔥條三根，湯水一・五克，精鹽十五克，味精二克，料酒一克，胡椒粉〇・一克，麻油五克。

**做法：**將洗乾淨斬成小件的老鴨塊放入燉盅內，加入湯水、料酒、精鹽、味精、羅漢果、薑塊（拍扁的）、蔥條，蓋燉盅蓋，上蒸籠旺火燉一・五小時，出籠後，棄去薑、蔥，撒入胡椒粉，淋麻油，趁熱上席。

# 巧吃蘋果可減肥

蘋果屬薔薇科植物，性味甘、酸、平，無毒，為營養豐富的果類食物。蘋果含有人體必不可少的各類氨基酸、蛋白質、各種維生素、礦物質及胡蘿蔔素等，既可以基本上滿足人體的必需，又容易消化吸收，更主要的是其味美可口，容易被人們所認可。蘋果減肥可以使人們的消化系統得到充分的休息。恢復其本來的

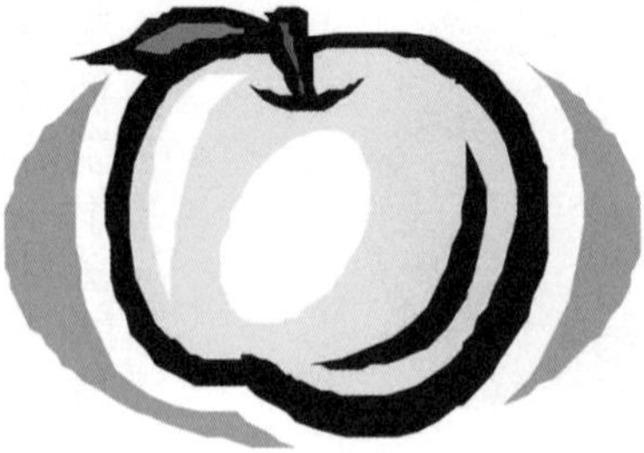

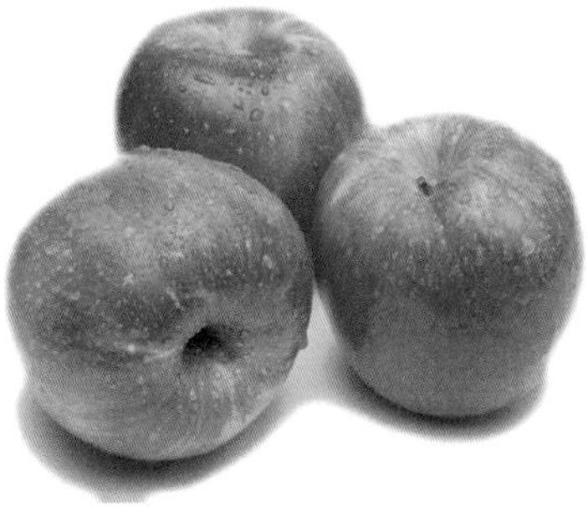

機能，使機能得以正常工作。蘋果減肥使人體攝入的熱量減少，不足部分就需要體內積蓄的熱量（即脂肪）供給。體內的多餘脂肪消耗掉，自然而然人就得到了減肥。

蘋果減肥還與蘋果有促進消化系統的功能有關，由於蘋果能夠被人體充分消化、吸收，極少有廢棄物，也就減輕了腸胃、腎臟的負擔，使體內廢物得以充分排出，使血液得以淨化。蘋果減肥可以促進血液內白血球的生成，提高人體的抵抗力，增強人體的免疫力。同時也使人們的神經更趨健全，內分泌功能更加合理，對改善人們的精神面貌，促進皮膚的正常生理活動具有無法估量的益處。

蘋果減肥的具體方法是減肥期間每天只吃蘋果，可以按人們習慣的早、中、晚進食習慣食用，食量以不感覺飢餓為好。三天之內不能吃其他食物。

要知道任何食物都會刺激你的腸胃，使食用蘋果後正常的消化吸收功能紊亂。當然如果因為工作或其他無法抗拒的原因，也可以自己做一日或二日減肥，只要做到了，也可以收到效果。三日蘋果減肥，效果顯著，如果在第三天的晚上配合灌腸（即沖洗腸道）效果更為顯著。排便正常的人大可不必，因為這種方法比較麻煩，故可省略。

三天的減肥期間，凡是按照正確方法去實施的人大部分都能減少三～四千克體重，效果最好的達五千克。蘋果減肥見到效果後，最好改掉不良的飲食習慣和嗜好，一般情況下，每一～二個月後進行一次減肥，就可以維持已獲得的效果。

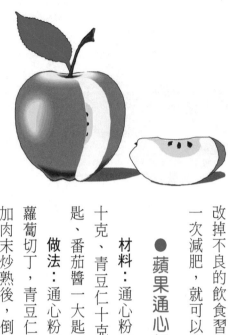

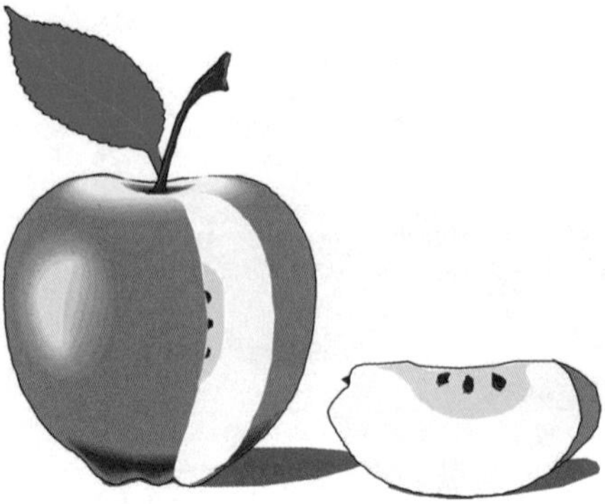

## ●蘋果通心麵（早餐）

**材料：**通心粉四十克、瘦肉三五克、洋蔥三十克、胡蘿蔔二十克、青豆仁十克、花椰菜五十克、蘋果三分之一個、油一茶匙、番茄醬一大匙。

**做法：**通心粉煮熟後，放進冷水中後再撈起瀝乾；蘋果、紅蘿蔔切丁，青豆仁、花椰菜先燙熟。洋蔥切絲入油鍋炒香，然後加肉末炒熟後，倒入所有的材料拌均勻調味即可。

## ●蘋果牛肉：（午餐）

**材料：**蘋果四分之一個、牛肉三五克、豌豆片二五克，青蔥段、生薑片、色拉油、鹽、糖、香油、醬油各少許。

**做法：**將蘋果切片、牛肉切片，分別用鹽醃一下。起油鍋，放進蔥段、薑片炒香，然後放牛肉及蘋果，炒約二分鐘，加調味料翻炒一下，起鍋時淋些香油即可。

# 減肥宜與忌

瘦身巧吃宜與忌

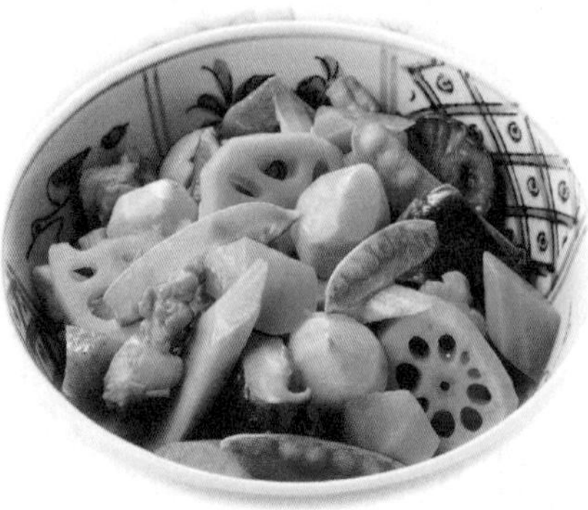

## ●宜吃三餐，遠離麵包

三餐都要吃得正常，別以為少吃一餐就會瘦，就因為少吃一餐的這個觀念，常會讓你反而吃下更多的熱量，你一定會覺得既然只吃兩餐，那就吃好一點，這一下，不但少吃的那一餐補回來了，還會更加肆無忌憚地吃下去，所以就更胖啦！

香蕉和花生醬曾經令怕胖者敬而遠之。但新出爐的飲食觀念則肯定這兩種食物能提供身體所必需的蛋白質和脂肪，吃了無妨——但是可得「遠離麵包」！

麵包屬於碳水化合物食品，它就和其他糖類食物一樣，其澱粉成分會快速進入血液，造成胰島素急劇升高；而胰島素則會促進體內荷爾蒙，把可怕的脂肪儲存起來。

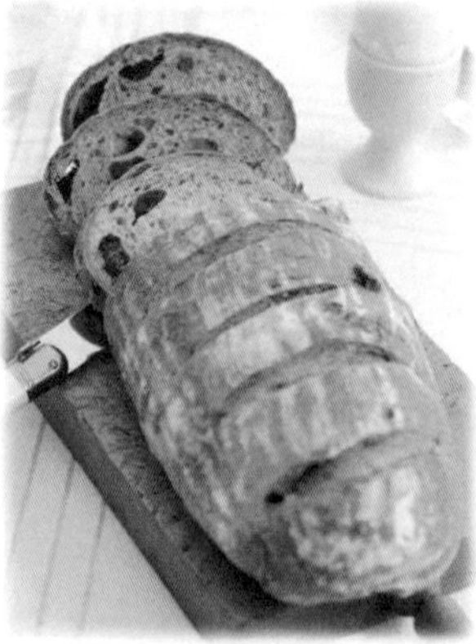

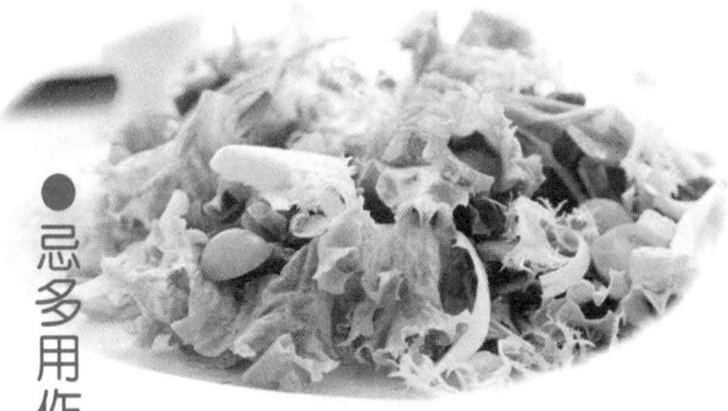

## 宜常吃蔬果，做個雜食性動物

這些不會「流血」的食物富含纖維質，可以壓抑隨時可能狂飆的食欲。

每一餐都該含有碳水化合物、蛋白質及脂肪。三者相輔相成，缺一不可。而最理想的比例則是百分之四十的碳水化合物、百分之三十的脂肪及百分之三十的蛋白質。別吃太多同類食物。

## 忌多用作料、無脂食品、果汁

雖說要好好地攝取食物中的營養，但並非是要你直接咬黃瓜或吃生雞蛋等。當然可以食用白煮蛋或生冷的蔬菜，但若來當三餐吃就不適宜了。因為三餐是為身體和心理的健康，所以，一邊與家人共享美味佳餚，一邊減肥吧！

做菜時，要能夠靈活地運用材料，且調味時要注意的是，作料是要使食物原有的風味更特殊，所

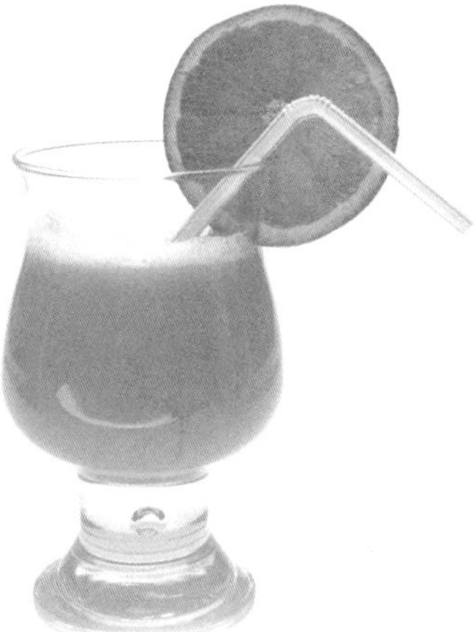

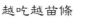

以放的量不宜太多，以沒有飯或麵包時，這道菜也能吃得下去而不會感到太甜或太鹹為原則。

標示為無脂的食品通常含有大量的糖和碳水化合物，這些成分一旦過量，就會毫不留情轉化為脂肪，儲存在身體裡。

市面上有許多加了糖的果汁，不但失去了水果的纖維，還會讓你向肥胖世界又邁進一步呢！

## 脂肪食物宜與忌

無論是動物性或植物性油脂每克都有三七千焦的熱量，但植物性油含分解脂肪的物質，所以適度攝取是有益的，不過，並不表示其熱量較低。一般人認為植物油很安全，可以多吃，這個觀念是錯誤的，不但減肥的人必須限量攝食植物油，以免造成減肥效果不好，要健康長壽的人更應如此。人們所需的脂肪酸有三類：多元不飽和脂肪酸、單元不飽和脂肪酸和飽和脂肪酸。人類常用的食用油通常都含人體需要的三種脂

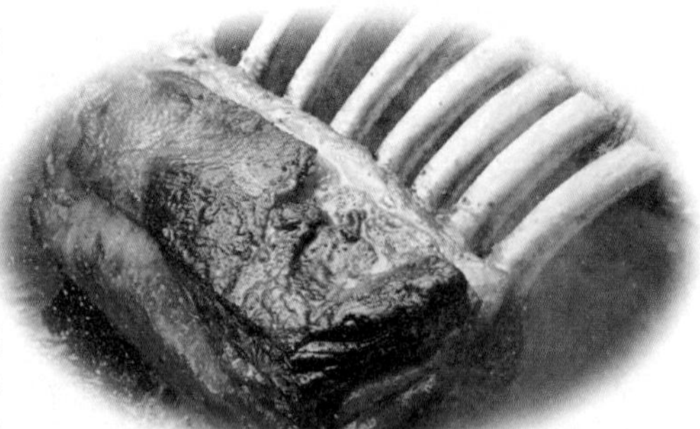

肪酸。

每人每日油脂攝取量只能佔每日食物總熱量的二成（每天的用油量控制在十五～三十毫升），每人每天要吃齊多元不飽和脂肪酸、單元不飽和脂肪酸和飽和脂肪酸三種，不能偏好任一油類，否則油脂攝取失衡，會形成疾病。說得更精確些，每天單元不飽和脂肪酸的攝食量要佔一成，多元不飽和脂肪酸要佔一成，而飽和脂肪酸要低於一成。

動物油、椰子油和棕櫚油的主要成分是飽和脂肪酸，而多元不飽和脂肪酸的含量很低。心臟病人捨棄動物性飽和油後，可從植物油中攝取植物性飽和油。橄欖油、玉米油的單元不飽和脂肪酸含量較高，人體需要的三種脂肪酸中，以單元不飽和脂肪酸的需要量最大，橄欖油、玉米油可作這種脂肪酸的重要來源。

葵花油、大豆油和花生油等植物油是含量最多的多元不飽和脂肪酸。多元不飽和脂肪酸是這些食用油的主要成分，其他兩種脂肪酸含量不多。三種脂肪酸中，以多元不飽和脂肪酸最不穩定，在油炸、油炒或油煎的高溫下，最容易被氧化成毒油。而偏偏多元不飽和脂肪酸又是人體細胞膜的重要原料之一。在細胞膜內也有機會被氧化，

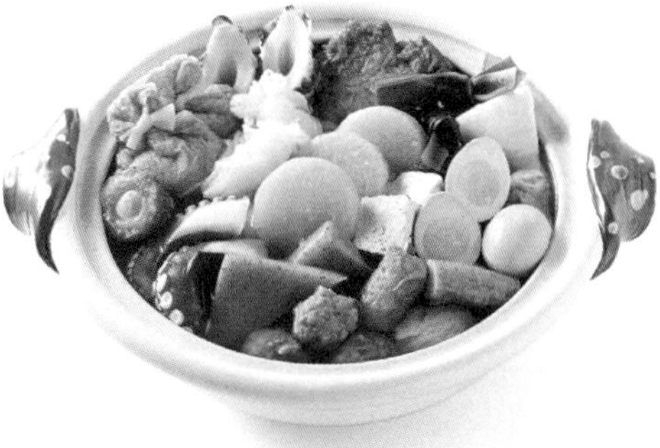

被氧化後，細胞膜會喪失正常機能而使人生病。故即使不吃動物油而只吃這些植物油，吃得過量，也一樣會增加得大腸直腸癌、乳癌或其他疾病的機會。

高油脂食物是人們得癌症的重要成因之一，而癌症又是人類死亡的主要原因，隨著人們物質條件的富裕，大家的脂肪攝入量也在逐年增加，預期在往後幾十年裡，人們得癌症的可能性也會逐年增加。癌症的形成需要十五～四五年，過程非常緩慢，以前癌症發生都在老年人身上，現在已有年輕化的跡象，所以，我們要從現在起就養成少食油脂的習慣，讓自己現在苗條，將來健康。

## 減肥宜吃生菜沙拉

生菜沙拉不僅好吃又可以減肥。但是，吃進一盤又一盤加上各式各樣沙拉醬的生菜沙拉，雖然美味可口，不過很容易就掉進生菜沙拉可能含高油脂的陷阱中而造成肥胖。

對於想要減重的人，多半知道要避開高油脂的食物，減少油脂的攝取量，其實營養師發現，在生活中要避開看得見的高

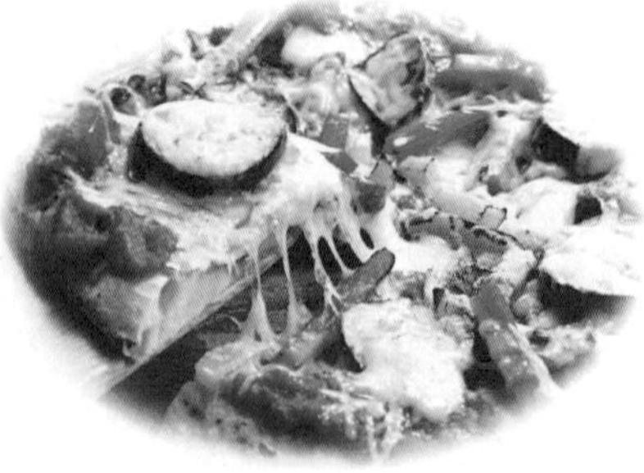

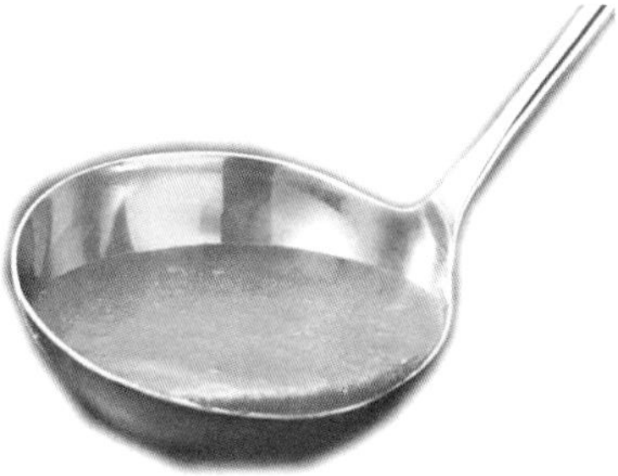

油脂食物是比較容易的事，例如：肥肉、沙拉油；但是相對的要避免那些看不見的油脂就較為困難了。所謂看不見的油以生菜沙拉來說：現在很流行灑在生菜沙拉上的如花生粉、杏仁片或松子，這些都屬堅核果類，富含高油脂，每一百克就有高達一六七二千焦的熱量。除此以外，我們所添加的沙拉醬、千島醬也都屬於油脂類。

舉例來說：當我們在吃生菜沙拉時只要加入二湯匙的千島醬（約四十克），再加上一湯匙的花生粉（約八克），幾乎就攝取了一般成人一天所需要的油脂，也就等於吃進了九四〇千焦的熱量，相當於吃進一碗八分滿的飯。

因此，要想用生菜沙拉減肥，吃生菜沙拉時最好不要添加太多的沙拉醬，盡可能選擇新鮮的食材來製作生菜沙拉，因為新鮮的食材不一定要添油加醋也可以很美味，對於吃不慣原味的老饕們而言，可以試試看生菜沾檸檬汁，別有一番風味。除此以外，營養師也建議民眾可以嘗試在沙拉醬中添加一些低脂優酪乳或蔬

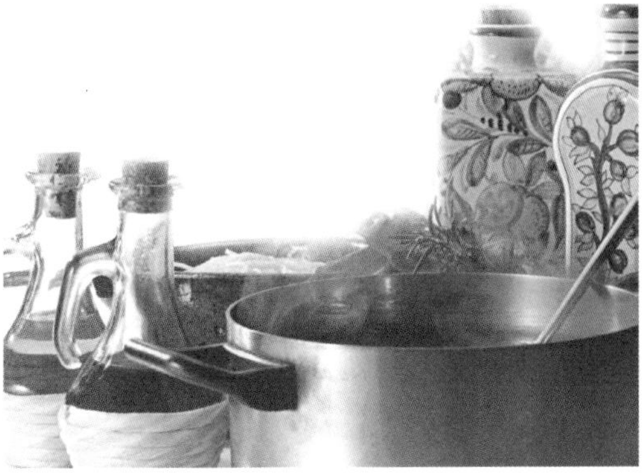

菜泥，用來稀釋沙拉醬，不會影響沙拉醬的美味又可降低油脂的攝取量，而在沙拉醬的使用上「沾」是較為理想的方式。而在準備生菜時，最好不要將蔬菜切的太細，應以一口的大小為宜，免得生菜切太細而吸附了過多的沙拉醬，徒增熱量。

## 宜選能吃掉脂肪的食品

脂肪是吃出來的，一般認為節食能減肥，其實，合理的吃也會吃掉你的多餘脂肪。我們不妨利用一些降脂作用的普通食物，幫助你吃掉體內脂肪。

### ●水果、蔬菜類

葡萄汁與葡萄酒都含有白藜蘆醇，是降低膽固醇的天然物質。動物實驗也證明，它能使膽固醇降低，抑制血小板聚集，所以葡萄是高血脂症者最好的食品之一。蘋果因富含果膠、纖維素和維生素C，有非常好的降脂作用。蘋

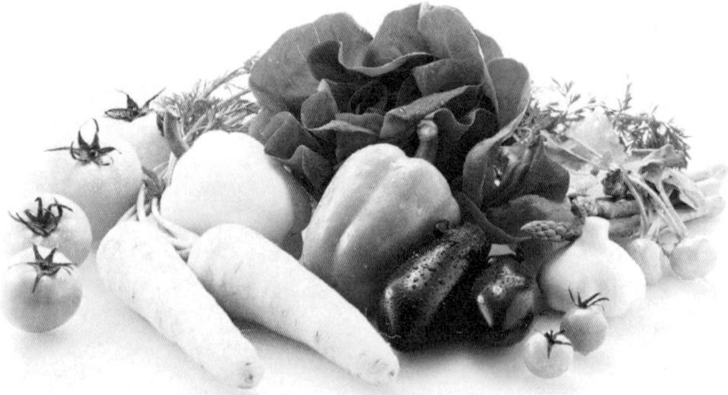

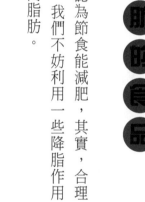

果可以降低人血液中的低密度膽固醇，而使對心血管有益的高密度膽固醇水平升高。

大蒜中含有硫，所形成的巰基化合物可以減少血液中膽固醇和防止血栓形成，有助於增加高密度膽固醇，對減肥有利。韭菜除含有鈣、磷、鐵、糖和蛋白質、維生素A、維生素C外，還含有胡蘿蔔素和大量纖維素，能增強胃腸蠕動，有很好的通便作用，能幫助排除腸道中多餘的脂肪。

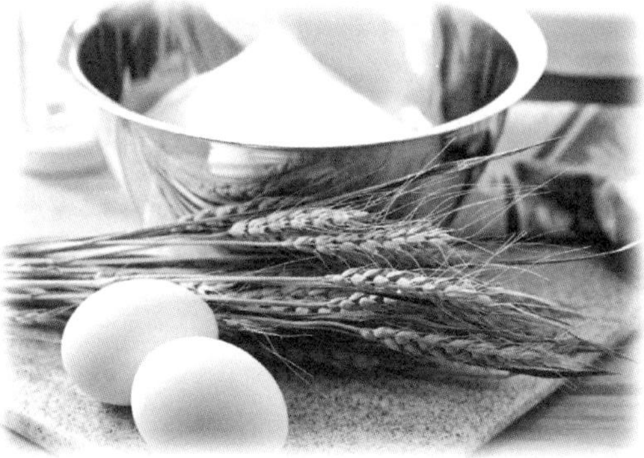

## ●穀類

燕麥含有極豐富的亞油酸和皂甙素，可防治動脈粥樣硬化。玉米則含有豐富的鈣、磷、硒和卵磷脂、維生素E等，均具有降低膽固醇的作用。

印第安人幾乎沒有高血壓、冠心病，這主要是得益於他們以玉米為主食。

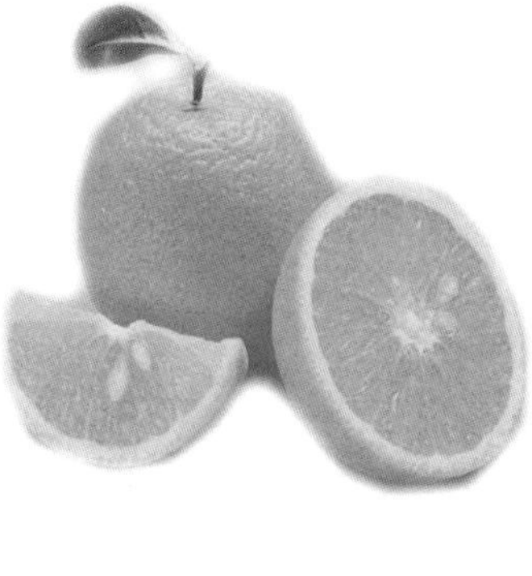

## 飲食瘦身宜走出誤區

常常會有人碰到諸如「吃得少怎麼還胖」之類的瘦身困惑。其實，這很大程度上是基於自己對瘦身的某種誤解。瘦身並不是吃得少就會瘦，過度節食限食不僅有害健康，對塑身也無根本益處。要想保持苗條而結實的身段，就該適時糾正你腦子裡長久形成的錯誤瘦身觀念了。

### 誤區一：吃清淡食品不發胖

清淡食物不一定就比油脂美味安全，卡路里相當的不同食物，脂肪的囤積量其實是各有差異的。脂肪的形成和人體內荷爾蒙有關，這種荷爾蒙的分泌可促使食物轉化為脂肪，但分泌速度因食物而異。所以，只要選擇荷爾蒙分泌速度慢的食物，吃下去就不那麼容易變胖。相信嗎？清淡的白米飯比濃豔的義大利麵更容易讓人致胖。因為前者令身體分泌荷爾蒙的速度明顯快於後者，轉化為脂肪的量也就高於後者。

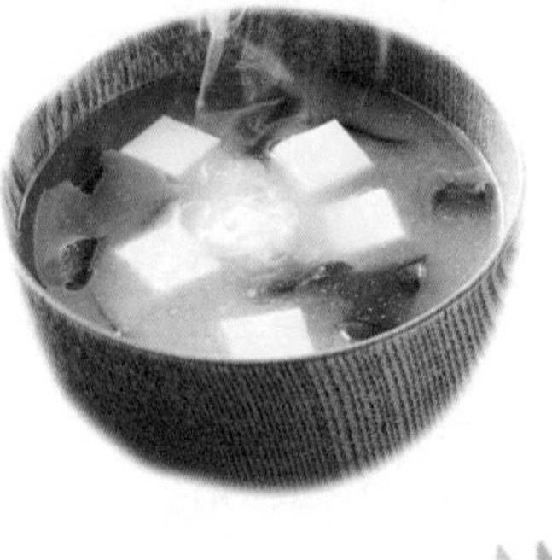

美食是人生一大享受，不過記住一定要避免「蛋白質+澱粉」的食物組合。脂肪含量不高的白色肉類如雞肉等可放心食用，只要把雞皮去掉就可以了。高脂肪的紅色肉類也不必完全摒棄，可配上新鮮蔬菜一起食用。現在流行食辣，許多美味佳餚都會佐以辣椒、大蒜、長蔥等配料。有燃燒脂肪的辣椒和提升代謝率的大蒜、長蔥相伴，吃下去的美味也不太容易形成脂肪。當然，如果能以減肥茶作為飲品就最好了。

## 誤區二：蔬菜水果一定有減肥作用

很多天然蔬果都有不錯的減重效果，且有很好的營養價值，值得你經常光顧。但有些蔬果如鳳梨等，人體攝入後，荷爾蒙的分泌速度不低於攝入冰淇淋、通心粉，也就意味著它們比冰淇淋、通心粉更易轉化為脂肪，所以不宜盲目攝取。

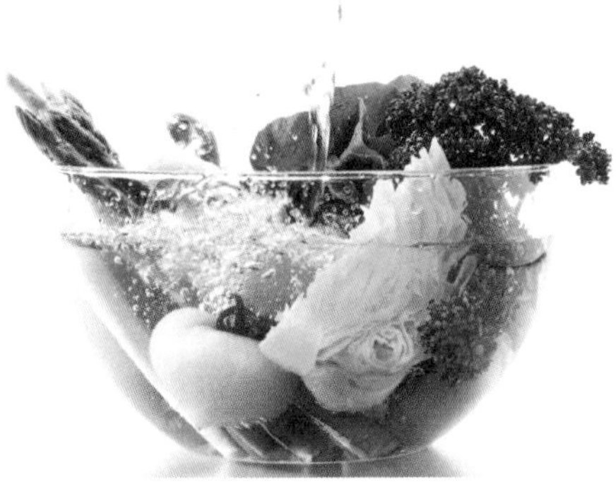

值得推荐的瘦身蔬果是：黃瓜內含的丙醇二酸，有助於抑制食物中的碳水化合物在體內轉化為脂肪；白蘿蔔內含辛辣成分芥子油，能促進脂肪代謝；豆類營養豐富而不易轉化為脂肪，且容易食得飽，是非常典型的瘦身食品；冬瓜有利尿作用，可以幫助及時排除體內多餘水分，避免浮腫現象；韭菜具有辣味且含豐富粗纖維，

可以提升新陳代謝，促進胃腸蠕動，及時通便；香蕉富含食物纖維，可令大腸動作活躍，消除便秘；番茄是所有蔬菜水果中最不容易轉化為脂肪食品之一，營養價值也高。番茄炒蛋可是一道既美味又有營養佳餚，怎麼吃也不會胖。

## 誤區三：甜食對瘦身有百害而無一益

其實有時候，適度吃一點兒甜食對瘦身有積極作用。想吃又不敢吃……這種精神壓力影響腦部反而會導致暴飲暴食的不良後果。腹中空空時，如果吃點兒小甜點，使體內血糖值上升到一定水平而令大腦飽腹中樞啟動的話，就可以緩解人的飢餓感，防止進食時荷爾蒙急劇分泌而形成大量脂肪。

另外，小甜品可以幫助人放鬆身心，消滅煩亂不安的情緒。

## 誤區四：不吃早餐能減肥

有人研究發現，一部分婦女因怕肥胖，不吃早餐，等著肚子唱「空城計」時才想起吃飯，飯量大而餐次少，吃起來狼吞虎嚥，結果反而胖得更快；也有人作過實驗。

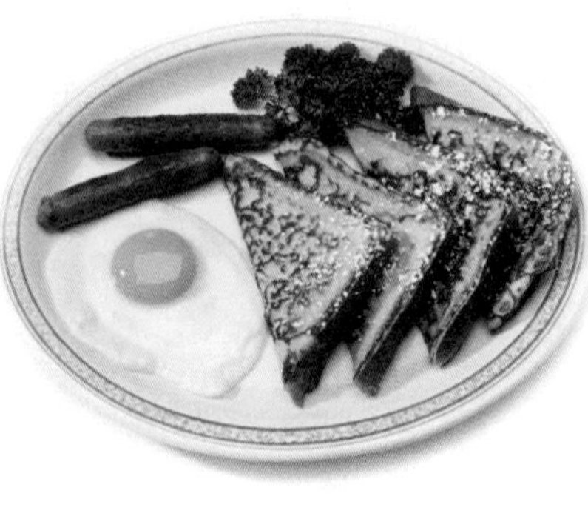

將一天的食量分一、二、三、四、五次食用，結果發現一日一餐者長得最胖。可見不吃早餐是不可取的。其次，不吃早餐的人，會不知不覺地在中餐和晚餐時攝取過量的食物，這些人往往會這樣想：「反正明天早上不吃，不如晚上多吃一點。」還有晚餐以後，由於運動的機會較少，一般人看完電視就睡覺，吃下去的東西當然就會變成皮下脂肪，時間一長，也就發胖起來。

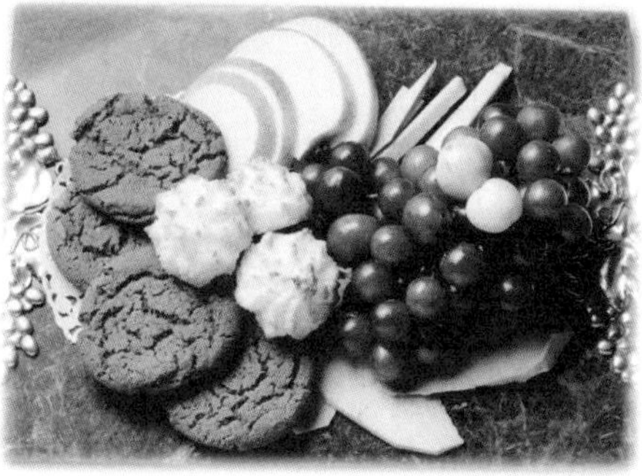

另外，不吃早餐，由於缺乏了食物刺激膽汁分泌的過程，使膽汁淤積於膽囊內，使這些人特別容易患膽囊炎和膽石症。所以，不吃早餐實在是後患無窮。

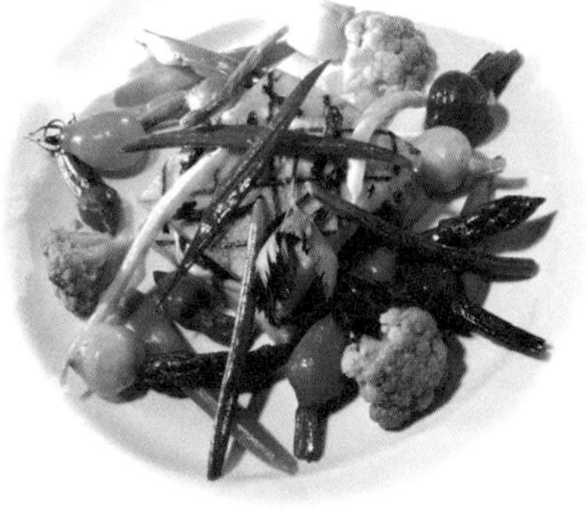

## 誤區五：每天只吃一頓飯

「早上不吃，中午只吃一點兒，晚上好好吃一頓。我吃進去的熱量大大減少，就可以減肥了。」不按頓吃飯反而增加食慾，已經發現只吃一頓飯的人體重增長得更快。建議：平衡飲食，早、中、晚餐均吃，免得晚餐飢餓難忍、暴飲暴食。

## 誤區六：只減食不鍛鍊

「我沒有時間鍛鍊，每天少吃就能減肥。」這會讓減肥效果打折扣。堅持體育鍛鍊是最有效的減肥方法。

建議：特別針對女性，在減肥的同時如果同樣重視鍛鍊，那麼增強肌肉彈性和減少脂肪在同時進行，自然提高了身體熱量的消耗能力。

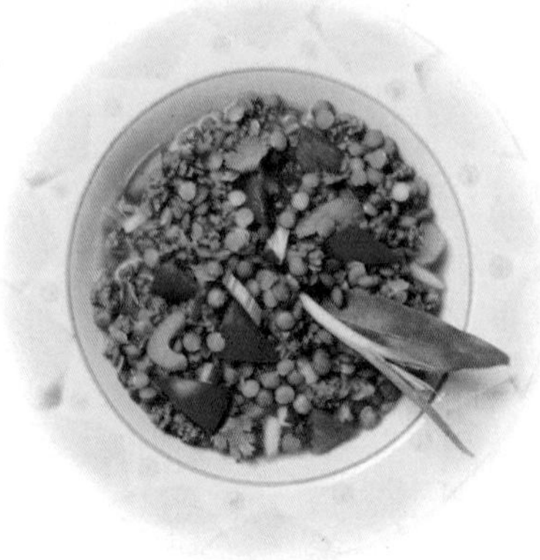

## 誤區七：只吃一種食物

只吃一種食物的出發點是減肥，但會導致營養缺乏，使人體的鈣質、蛋白質和纖維質大量減少，對健康有害。建議：吃簡單食物不是減肥的好辦法，要以改變飲食習慣來控制體重。要保證葷素的搭配和營養的均衡。

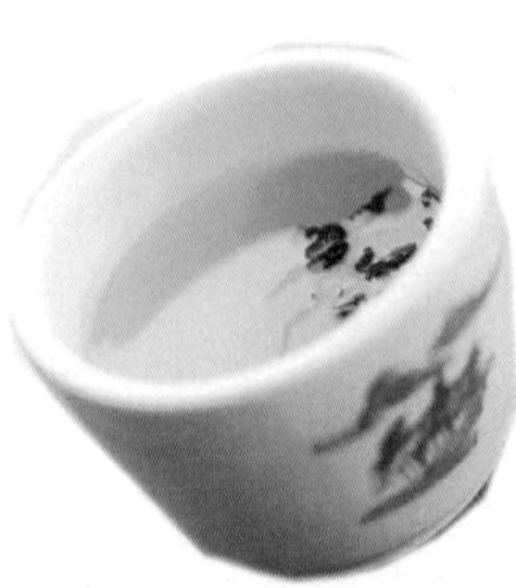

## 誤區八：邊看電視邊吃晚飯

邊看邊吃已經成了很多人的休閒進餐習慣，雖然感覺上悠閒許多，但會在不知不覺中越吃越多，而且遇到緊張的情節還會狼吞虎嚥，這些都是減肥的大忌。建議：提前安排吃飯，再好看的內容也要吃完看。

## 誤區九：只吃一小口不礙事，明天再少吃一點

這是最常用、也是最壞事的托辭了，因為吃起來似乎是「理直氣壯」。

只吃一小口有什麼關係？一小口固然不含多少卡路里的熱量，但是有第一口，就有第二口、第三口。只要自制力一瓦解，節食的計劃就要泡湯了。

但是，你今天多吃的東西，實際上不能靠明天來抵消掉，因為你怎麼知道以後的二十四小時內，你的心情怎麼樣？你怎麼有把握第二天一定能吃得比節食的食譜更少？

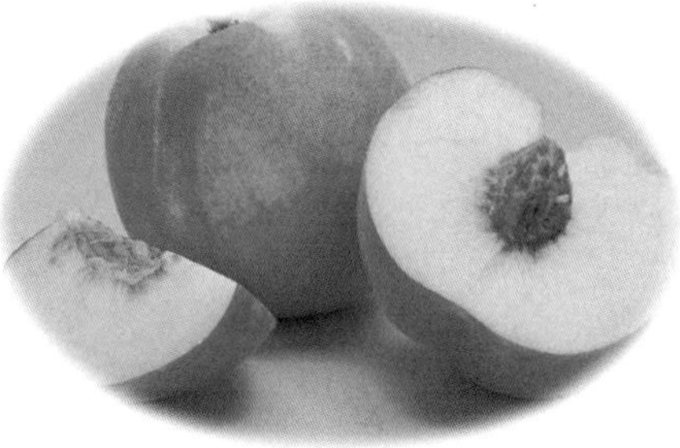

## 誤區十：一天三個蘋果和優酪乳

這樣吃三天下來體重肯定有所下降，所以，盡可以吃水果減肥。別以為水果都是低熱量的代名詞，水果也分為減肥水果和增肥水果，你所鍾愛的高檔水果如芒果、荔枝、榴蓮、香蕉都是熱量極高的水果，以榴蓮為例，五百克就有二〇九〇千千

焦的熱量。而那些家常水果才是減肥的好幫手，它們是：西瓜、番茄、柚子、蘋果。

## 誤區十一：咖啡是減肥飲料

咖啡可以刮腸子，又加速新陳代謝，是減肥飲料。如果是黑咖啡，真是如上所說。不過，回憶一下，你坐在咖啡屋裡都點了些什麼，卡布提諾還是咖啡冰沙？如果是卡布提諾，你真該好好去參觀一下製作過程，看看調酒師往調杯裡放了多少奶油，這才是香醇泡沫的真正來源。

而一杯咖啡冰沙裡，除了牛奶之外，還加入了大量的果糖以增加口感，它的熱量絕對高於一碗米飯。如果你沒有意識到已然吞噬了大量卡路里，還要求在咖啡上添一球冰淇淋，或者要一塊奶酪蛋糕，那麼你已經吃下了一頓晚餐了。

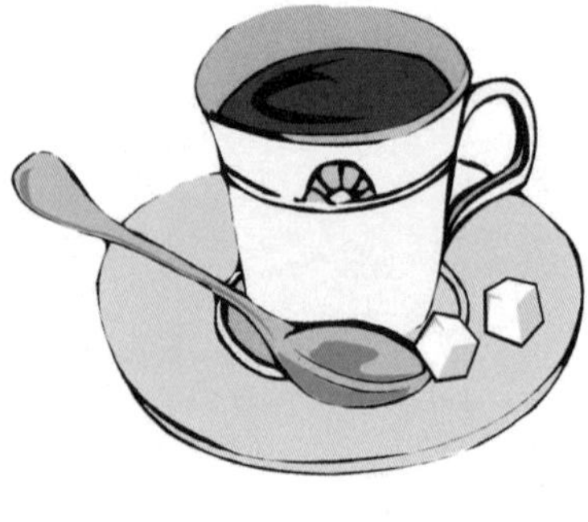

## 誤區十二：只吃什錦沙拉利於減肥

什錦沙拉，大部分是青菜，吃起來爽口，又利於減肥。本以為一天三餐沙拉，總能讓自己掉兩斤肉吧。可是一稱體重，一點都沒有減少，不禁大呼上當，怎麼沒了口

福卻也減不了體重？追根溯源，真不是蔬菜闖了禍，你吃一大盤蔬菜也不過攝入一六七千焦熱量，問題出在沙拉裡的蛋黃醬千島汁、燻肉、火雞肉、火腿片，它們加起來的熱量一點不比一碗米飯少。所以，下次吃沙拉，不要再大肆放調料了，其中的冷肉也要少吃。

## 誤區十三：加調味料能減肥

烹調的時候多加調味料，可以刺激大腦神經傳達「飽」的指令，這樣就能少吃一些。這種說法是否有道理還有待證實，但是請相信，調味料本身就蘊含著很高的熱量。一湯匙番茄汁的熱量是二五〇千焦，而一湯匙奶油的熱量是五六四千焦，三十克油辣醬的熱量有二〇九千焦……

所以，當你拼命往菜花裡加番茄醬的時候，或者用油辣醬烹調瘦肉的時候，先掂量一下又多吃進了多少熱量吧。

## 誤區十四：吃乾果利於減肥

乾果是高熱量食物，有助於減少飯量。乾果的裹腹作用遠遠沒有你想像的那麼好，不信吃下整包杏仁，再體會一下你的胃是否已經飽脹到不必吃午飯了，多半是沒有。但是你知道嗎，七顆大杏仁的熱量與一湯匙食用油相當，一包一百克的杏仁入肚，你已經吃進了二〇九〇千焦的熱量，幾乎佔據了你一天所需熱量的四分之一～三分之一，沒有不胖的道理。

## 誤區十五：淺嘗小酒利於減肥

淺嘗點小酒，能促進血液循環，有利於美容。酒的美容作用肯定比不上果汁，但熱量絕對甚於果汁。現今的女孩，喜歡下班後約三五知己飽餐一頓，然後再到酒吧小坐，喝二瓶啤酒讓自己微醺起來，感覺特別放鬆。它的代價就是你又攝入一二五四千焦的熱量，相當於又多吃了一個麥當勞的大漢堡。

一般一瓶啤酒的熱量在六二七千焦左右，一杯葡萄酒的熱量在三三四千焦。而且酒總是散發著難以抗拒的誘惑，讓人在不知不覺中攝入很多。對於那些應酬多的人，最好飲料是烏龍茶；當然也可以用減肥可樂。

# 肥胖病人宜對症調節飲食

## ●遺傳性肥胖

對於遺傳性肥胖，任何一種減肥治療方法可以說是徒勞的，基因不可能經減肥治療有所改變。因此，應當長期進行節食治療運動療法，中度肥胖可以採用飲食治療加運動療法，重度肥胖應當採用綜合治療，即飲食、運動、心理、行為等方法，要依病人的身體情況而定。

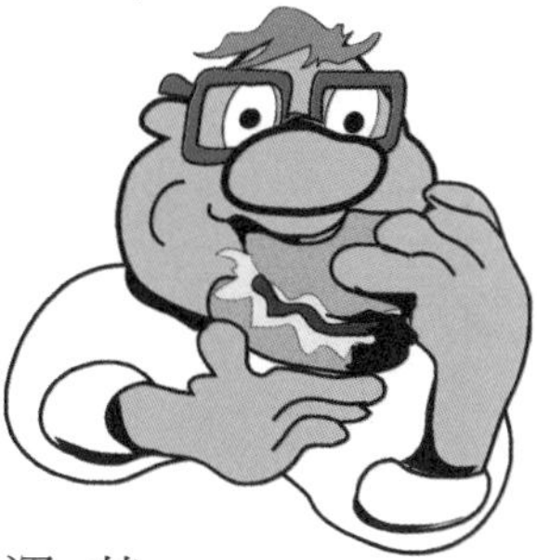

## ●肥胖合併肺心病

肥胖合併肺心病是一個緩慢的過程，只有長期堅持減肥才有助於控制肺心病的發生。一旦發生肺心病，就要認真對待，及時採用多種治療措施，以期達到及早控制的目的。肥胖合併肺心病時，首要的任務是控制心衰，治療感染，減少併發症。其次才是減肥治療。肥胖合併肺心病，在疾病緩解期，應當在配合醫生治療的同時，進行減肥治療。由於病情的影響，患者食慾開始減退，因此，沒有必要再進行節食。其飲食宜選擇清淡之品。如果有水腫時，應當減少鹽類的攝入，飲水量適當減少。可以適當增加一些水果罐頭，以及能夠促進痰液排出的食品，但忌辛辣食品。

## ●肥胖合併肛腸疾病

肥胖合併肛腸疾病，應當注意飲食的結構，當痔瘡、肛裂伴有出血時，應當忌食辛辣食物，可以吃一些寒涼的食品，以促進排便。比如可以用山楂糕、果丹皮、鮮梨汁等。手術以後應當嚴格按照醫囑選擇飲料。

## ●肥胖合併高血壓病

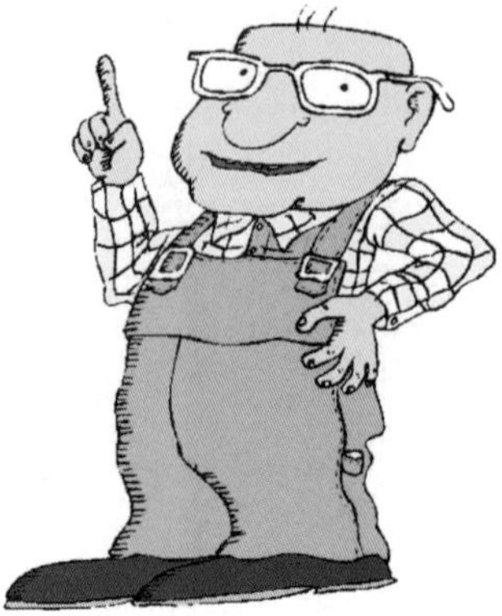

肥胖合併高血壓病的早期，通常並不影響運動，較為劇烈的運動，如長跑、游泳、打籃球、打排球，也是可以的。尤其是散步、慢跑、打太極拳、跳舞、玩遊戲等項運動，有助於防止血壓進一步升高。有些輕度的高血壓還可以由運動而有所降低。中度肥胖合併高血壓病時，在積極服用降壓藥的同時，可以進行節食，每日至少應進行一～二個小時的運動，當然不是十分劇烈的運動。嚴重的高血壓病，儘管身體很胖，也不能進行劇

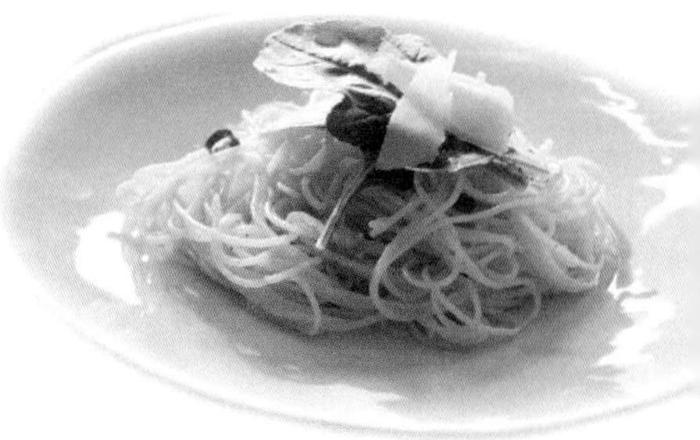

烈的運動，只能進行舒緩的運動。在進行劇烈運動時，應當注意預防暈厥，出現不適症狀時，就應盡早停下來，以免發生意外。

## ●肥胖合併高血脂症

肥胖人常常合併脂代謝的異常，並隨著肥胖程度的增加，高血脂症越來越明顯。過高血脂又進一步促進了脂肪的堆積，導致肥胖與高血脂症並進的惡性循環。減肥治療有助於降血脂，降血脂治療有助於減肥。

減肥降脂應以綜合療法為主，包括使用中藥利濕化痰劑，限制吃高脂肪的飲食，多吃蔬菜、豆製品、瘦肉、雞肉、海蜇等，盡可能地多吃含纖維素較多的蔬菜，可以減少腸內膽固醇的吸收。洋蔥、大蒜、木耳、山楂、香菇都有較好的降脂作用。炒菜用油最好以植物油為主。限制食用高熱量、高脂肪、高糖的飲食。加強運動，增加消耗。戒煙酒，避免過度緊張，生活要有規律。配合使用降脂藥物，如脈通、益壽寧、月見草丸等。平素常飲澤瀉湯（澤瀉十克，乾荷葉一張），能保持較好的療效，同時減少誘發其他疾病的危險。

## ●肥胖合併冠心病

肥胖人合併冠心病，往往說明肥胖已經到了很嚴重的程度，而且同時伴有嚴重的動脈硬化。因此，在使用減肥藥物（主要是中藥）時，應當在藥物中加入一些具有軟化血管的藥物，如丹參、水蛭、地龍；西藥可配合使用維生素E、維生素C、益壽寧等。關鍵的問題是要從飲食方面加以控制。肥胖人合併冠心病的飲食可以早餐飲用米粥、豆漿；中餐為蔬菜類、低糖飲食、低脂肪飲食；晚餐以低脂肪飲食為宜，可以適當少吃一些主食。嚴重肥胖合併冠心病者應以素食為主，尤其是入睡前不要進食。肥胖合併冠心病病情較重需要住院時，應食用醫院營養食堂安排的飲食，不要隨意用餐，尤其應忌暴飲暴食。

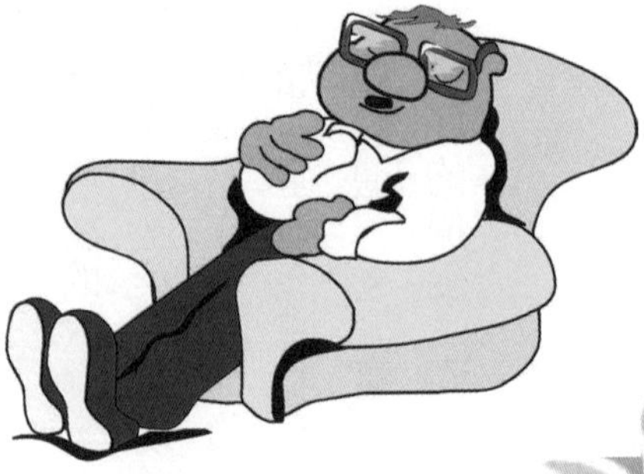

## ●肥胖合併脂肪肝

肥胖合併脂肪肝時，在飲食上應當減少糖類飲料的用量，減少含糖較多的飲食，多吃粗纖維蔬菜，戒酒。如果是因其他原因引起的脂肪肝，應當先治療原發病，原發病消退以後脂肪肝便會自動消失。不要盲目食用尚未經過批准所謂能治療脂肪肝的食品，因為沒有經過科學實驗驗證的東西往往不十分可靠。

## ●肥胖合併柯興氏綜合徵

柯興氏綜合徵引起的肥胖，在臨床治療取得效果以後，可以應用減肥飲食進行治療。柯興氏綜合徵患者的飲食治療，與一般肥胖沒有什麼不同，只是要求減肥的時間應在疾病控制半年以後，病情基本穩定，沒有嚴重的併發症。在飲食減肥過程中，應當密切觀察身體的情況，避免舊病復發。

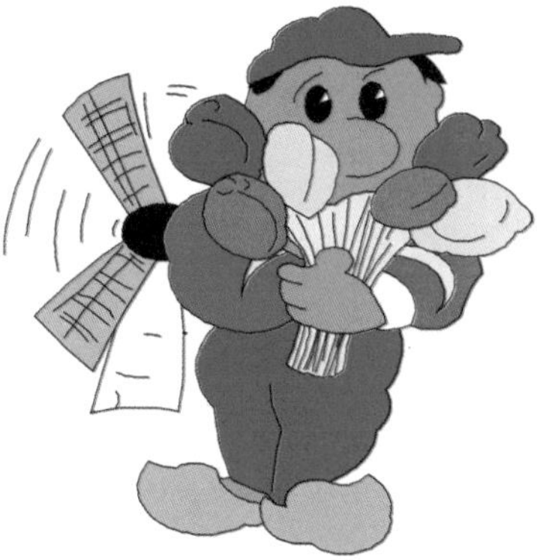

## ●肥胖合併慢性支氣管炎

肥胖人由於免疫力低下，在冬春季節容易併發慢性支氣管炎，尤其是在北方寒冷地區和南方潮濕地區更易發生。慢性支氣管炎發作時，常表現為咳痰、咳嗽和（或）伴有哮喘，經常反覆發作，日久不癒者可併發肺氣腫、肺心病。肥胖人患有慢性支氣管炎時，常因體內的代謝異常，出現痰液明顯增多的現象。由於全身肥胖，一般抗菌素的用藥效果都受到了很大的影響。因此，當肥胖人合併慢性支氣管炎時，就應當注意飲食的調理。肥胖人合併慢性支氣管炎的飲食要求，一般以清淡為宜，少食油膩之品，適當增加化痰行氣的食品，如白蘿蔔籽、炒芝麻鹽、白梨、橘子等。痰液較多時，可服薏米仁粥等。病情較重時，應配合使用化痰中藥。

## ●肥胖合併睡眠呼吸暫停綜合徵

睡眠呼吸暫停綜合徵（簡稱SAS）是近幾十年來才被認識的疾病，有多種名稱，以肥胖、打鼾、睡眠中呼吸暫停為特徵。一般認為，睡眠中呼吸暫停是指晚上七小時睡眠，鼻或口腔氣流暫停超過十秒、暫停反覆發作三十次以上，或睡眠呼吸暫停指數（即每小時睡眠呼吸暫停的平均次數）超過五次以上。

睡眠呼吸暫停綜合徵有三種主要類型：即中樞性睡眠呼吸暫停綜合徵、阻塞性睡眠呼吸暫停綜合徵、混合型睡眠呼吸暫停綜合徵。不論哪種類型，減肥治療都是其重要措施之一。患有睡眠呼吸暫停綜合徵時，由於患者的腹部脂肪堆積較多，病人常因呼吸困難而喘不過氣來，有的病人還會合併脂肪肝。

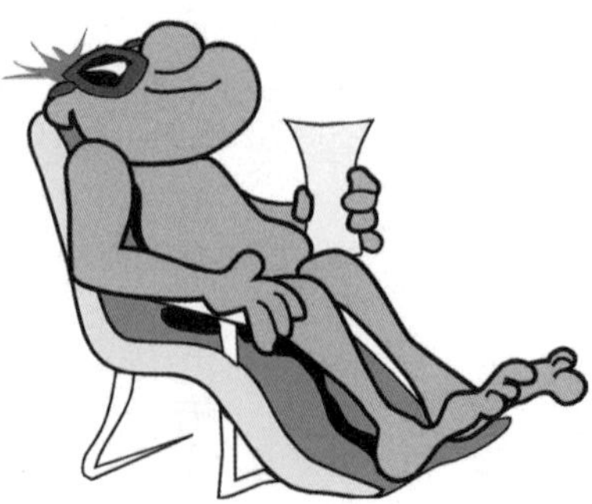

因此，減輕腹部脂肪的堆積是一項很重要的措施。鑒於此，睡眠呼吸暫停綜合徵患者的減肥食品，應以減少脂肪堆積為主。可選減肥茶、減肥酥，嚴重的病人可適當使用食慾抑制劑。必要時，可用低能量飲食。配合中藥治療會明顯改善症狀。

## 防胖吃蛋白質食品宜與忌

有些人以為蛋白質是補肌肉的，多吃點雞蛋、牛奶、瘦肉問題不大，如果您也這麼想，那您就大錯特錯了。肌肉是根據您身體的需求而長的，也就是看您鍛鍊身體的強度而生長的，不會因多吃而長肌肉，多餘的蛋白質人體會把它轉換成熱量。

每天蛋白質攝取量應不低於七十克，多一些無妨，多太多不宜，不要超過一五〇克，分成二餐攝食。肉皮含大量動物油，是高熱量物質，不宜吃；蛋黃含大量膽固醇，不可多吃每天可吃一個。蛋白質攝取量不宜多，吃蛋白質食品宜與忌應是每天的副食。

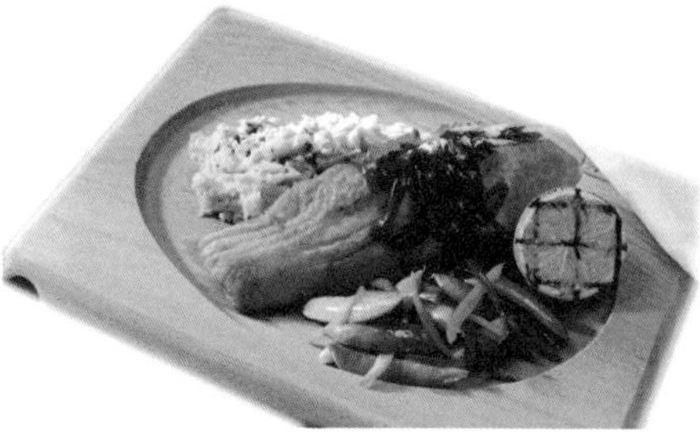

不管蛋白質的來源如何，蛋白質都不宜當主食吃，而要當副食吃。美國醫學界主張每天蛋白質的攝取量，不應高於全天熱量的三成，但也不應低於一成五。每天蛋白

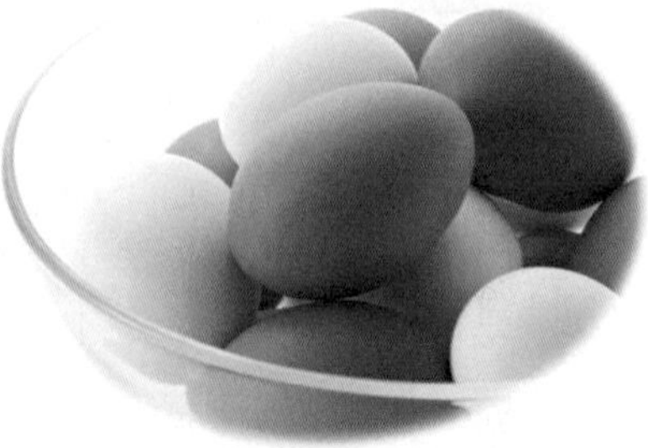

質吃多了會慢慢毀損腎臟，這是蛋白質不能當主食吃，而要當副食吃的原因。

如無其他疾病使身體發胖，肥胖症通常是因食物熱量過剩才形成的，故節食是減肥的必要手段。節食最重要的方法是減少每天油脂和糖類的攝取量，但蛋白質不能減。蛋白質只是每天的副食，不是每天熱量的主要來源，卻是構成人體器官、荷爾蒙和免疫物質的主要原料，故蛋白質不能減，每人每天蛋白質的需要量是八十克左右，相當於一塊雞胸肉和一塊雞腿肉的總和。

運動量大的人則多一些。蛋黃蛋白質含量略高於蛋白一點點，但一個蛋黃可含高達三百毫克的膽固醇，即使是心臟沒有病的人，也不宜多吃蛋黃，而蛋白的膽固醇含量是零；蛋黃含大量油脂，平時的蛋黃我們看不出有油，但你把蛋黃放在微波爐中一烤你就會發現會流出大量的油，在鹹蛋的蛋黃中也可看得到蛋黃的油脂，蛋黃的熱量是蛋白的六倍，故蛋黃也是高熱量食物，是減肥的人需要節食的食物。

牛奶除供應蛋白質外，更重要的是它還提供豐富的鈣質，可預防缺鈣。脫脂奶粉的含鈣量最高，油脂含量幾乎沒有，故脫脂

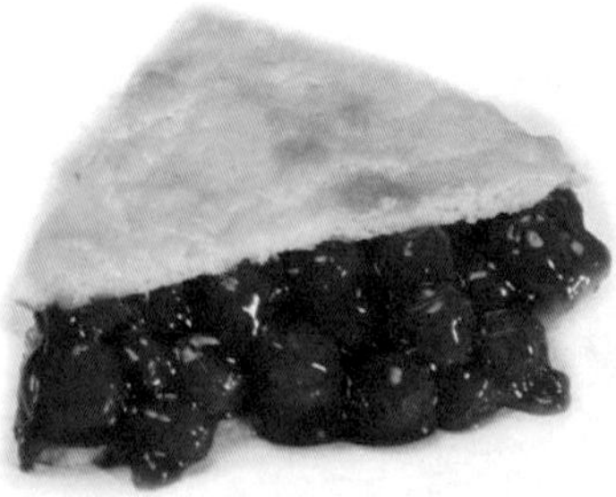

奶粉泡成的牛奶，是成年人保持苗條身材的最佳蛋白質和鈣質來源。

在植物蛋白中最好的是大豆蛋白，大豆中含百分之三十五的蛋白質，而且非常容易被吸收，因此，一直是素食主義者的最主要的蛋白質來源。

豆製品可降膽固醇，還可抗癌，大豆蛋白中含有豐富的異黃酮，異黃酮是一種類似荷爾蒙般的化合物，可抑制因荷爾蒙失調所引發的腫瘤細胞的生長。另外，食用菌也是瘦身族的主要蛋白質來源。

## 少女節食減肥宜與忌

人人都嚮往著自己身材健美，體態輕盈，尤其是年輕的女性，對肥胖則聞而生畏。進入青春期的少女，第二性徵開始發育，變得豐滿起來。但有些少女，體重超過標準體重的百分之二十以上，並且顯得臃腫，就可以認為是肥胖。少女肥胖應如何減肥呢？有人說「胖人就是喝涼水也胖」。其實這是錯誤的，根本沒有科學道理。肥胖的原因，除遺傳因素外，很重要的就是飲食攝入量過多，而活動量又少，因此，女子減肥的一條重要措施，就是合理地節制飲食和增加消耗。要注意以下幾點：

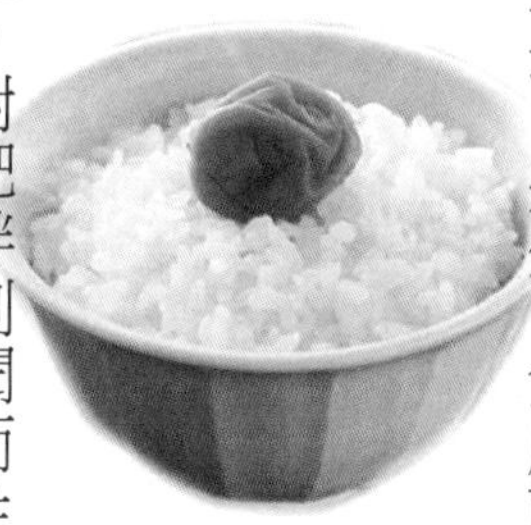

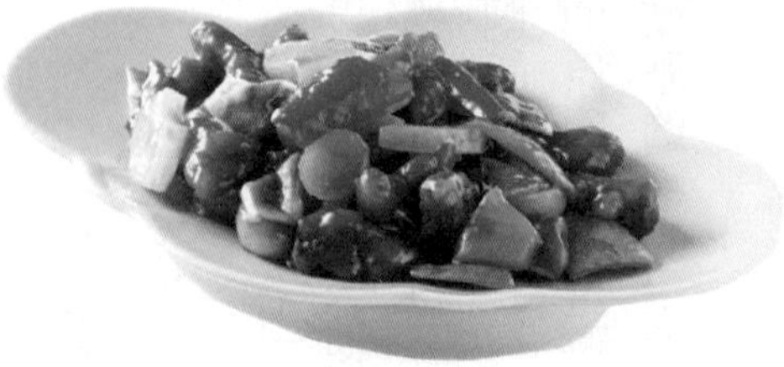

## 巧妙組合糖質、蛋白質和油脂

一定要熟練地運用吃了會變成熱量的糖、蛋白質和油脂。砂糖、水果、蜂蜜等進入體內後，會立刻被吸收變成熱量；穀類、薯類、米飯、麵包被分解和吸收。因此，後者被消化、吸收的時間較長，可使胃較有飽足感，不易感到餓。動物性蛋白質較植物性蛋白質具有效果。原則上，植物性油類和動物性油類的卡路里都是一樣的，胡麻油、大豆油、橄欖油都含有獨特的香味，用在料理上可調劑香味，所以，建議多採用。

## 甜度並不一定和熱量相等

這是一些常見水果的卡路里，注意，甜的水果不一定就會使人長胖！香蕉一百克中型一根，糖分二二・六克；葡萄一五〇克中型三十粒，糖分一四・四克；黃色哈蜜瓜二百克中型三分之一個，糖分十・七克；梨二百克中型一個，糖分十・一克；檸檬二百克中型二個，糖分九・六克；草莓二五〇克大型十粒，糖分七・五克。

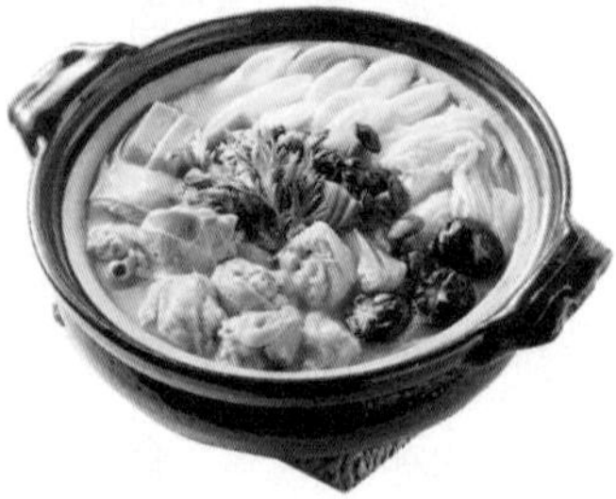

## ●注意隱藏的卡路里

「明明吃的不多，為什麼還是瘦不下來呢？」許多人問。你應該檢查一下自己的飯食記錄：是不是常出現油炸類、煲煮類的食物，或者有淋上沙拉油呢？這些食物都會在不知不覺中使你攝食過多卡路里。試著去找出一些容易被忽略，隱藏起來的卡路里吧！有些經過烹調過的食物，會產生很大的熱量。這

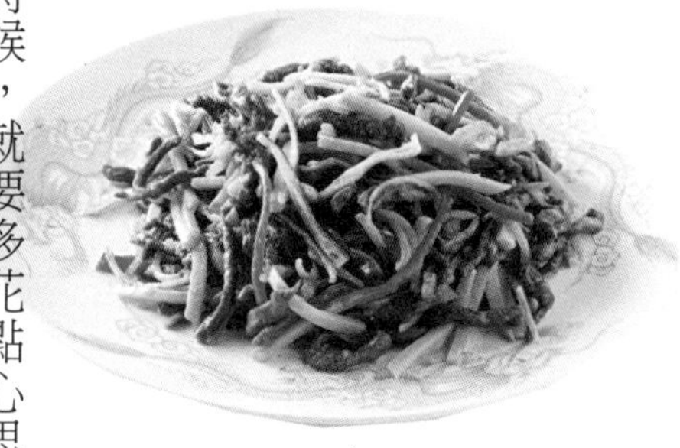

時候，就要多花點心思了：可以少用油的不粘炒菜鍋是一大利器。煎荷包蛋時，只需要二三滴沙拉油就很香了。將馬鈴薯和紅蘿蔔煮軟，加入牛奶、鹽和胡椒，最後加入一點牛油一起熬煮，也是一道好的煲青菜。

這些食品不要碰：加了奶油的新月形麵包；塗在麵包上的果醬；沙拉的調味汁；炒咖喱飯的油和作料、奶油烤魚；炸豬排的麵粉和油；煎漢堡牛肉餅的油和調味汁。

## ●一餐一道過油菜，多吃白魚、紅肉、豆製品

以實用油烹煮的菜，一餐以一道為限。如果主菜是炸肉餅的話，副菜就不要吃加了調味醬的蔬菜沙拉，而改吃涼拌青菜，這樣你就能避免攝入過量的油分。不過，即

使在減肥期間，一餐吃一小勺左右的油還是有必要的。專家說，油可以使肚子不容易飢餓而減少吃零食的機會，並具有提高胡蘿蔔素吸收率的效果。

熱量低而質量高的蛋白質一定要多攝取，其代表食品有白色的魚、紅色的肉類、豆類和豆類製品、乳製品等。女性一天所必須的蛋白質為六十克。專家說，蛋白質除了製造肌肉及血液外，也是成為荷爾蒙材料時不可或缺的營養素。蛋白質不足的時候，健康狀態就會受影響，想少吃一點就無法長久持續。

## ●一天一匙砂糖，改變烹調的方法

砂糖和脂肪一起吃是發福的原因，不過要想煮出好吃的菜，少量使用砂糖是有必要的，因此，可以一天以一匙為限。吃點心時要盡量避免喝甜的飲料或吃蛋糕類的食物，如果真的很想吃甜點時，與其選擇實用大量脂肪和砂糖製作的甜點，倒不如食用羊羹或小饅頭等不含脂肪的糕點。

油炸食物或用油拌炒的食物，吃得過多就必胖無疑了，因此，不要因為速食品方便又好吃，就經常做油炸的食物，而是要考慮減少熱量的調理方法。此外，就算是同

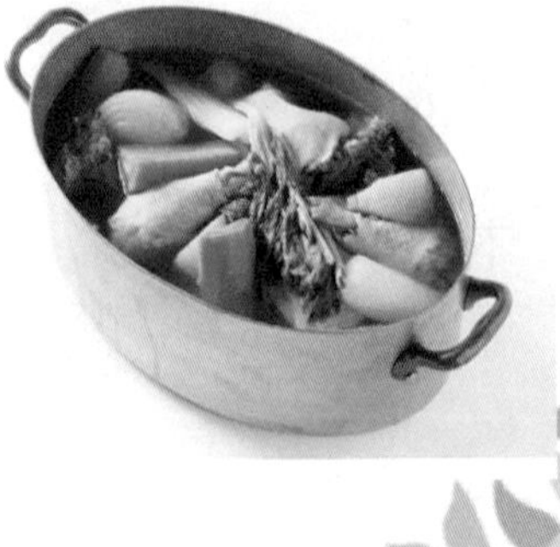

樣的油炸食物，如果將食材切得很細小後再炸，就比較容易吸附油脂而使熱量很高。

根據專家建議，可以稍稍改變調理的方法，就能使菜餚更美味並減少熱量，比如用蒸、煮、烤等低卡路里的調理方法。

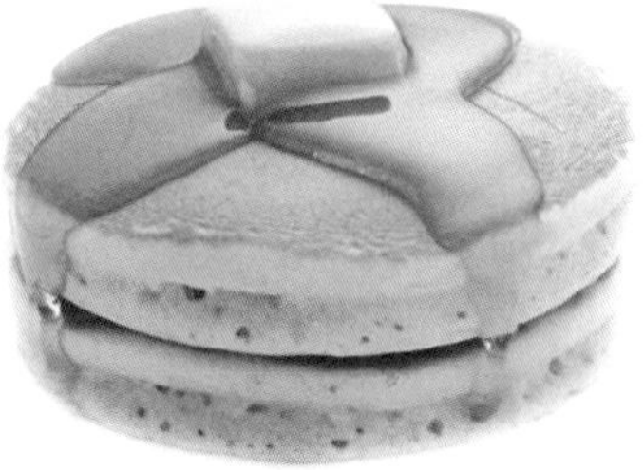

## ●大喝白開水，只吃一百克主食

酒精或甜的飲品是減肥的大敵，而開水和茶則是最好的伙伴。即使是果汁成分百分之百的飲料，也含有相當多的糖分，因此，盡量忍耐不喝為上策。一般認為喝酒不會囤積熱量，實際上酒類所含的熱量相當高，一杯紅酒的熱量有三三四千焦。

一餐中所吃的白米飯，以小碗一碗（一一〇克）為限，麵包則是以六片裝的一片為限。專家說：把一一〇克的米飯裝入飯碗裡，你可以記住分量是多少。同樣，烏龍麵、義大利麵等麵食，只要事先記牢一次的食用量，就能很容易地控制熱量了。有那麼幾個星期，你就會習慣「只吃一點點」了。

## ●計算熱量，少吃調味料

細讀食品外包裝上的卷標，計算每份食物所含的卡路里量，以便控制進食分量，

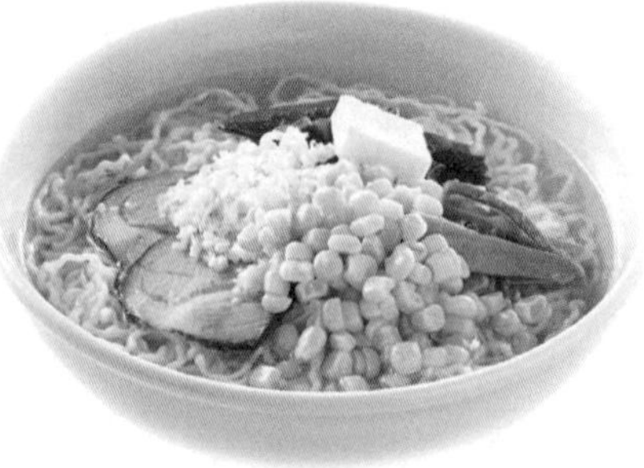

維持體重。

調味料或是沙拉的醬料不要多吃，外食族最常吃的麵類，可以請店家少放調味料，並減少吃油炸品、太鹹等食物，降低吸收的油脂及熱量。

### ●飯後勿坐，不宜過分節食

吃飽飯後至少要站立半小時，才可以坐下，這其中如果怕無聊，可以站著讀報、打電話等來消磨時間。

少女正處在青春發育期，機體需要營養，如果過分節食，用忍飢挨餓的節食方法，會妨礙機體的生長發育，甚至導致第二性徵、身高等發育不良，反而得不償失。

### ●攝取適當的熱量，膳食結構要合理

進食的總熱量應相對減少，要注意各種營養的合理搭配，少吃動物脂肪，可用植物脂肪代替，以免人體內脂肪堆積過盛；少吃高糖類食物，不吃零食如雪糕、點心、奶油、巧克力等，以免增加熱

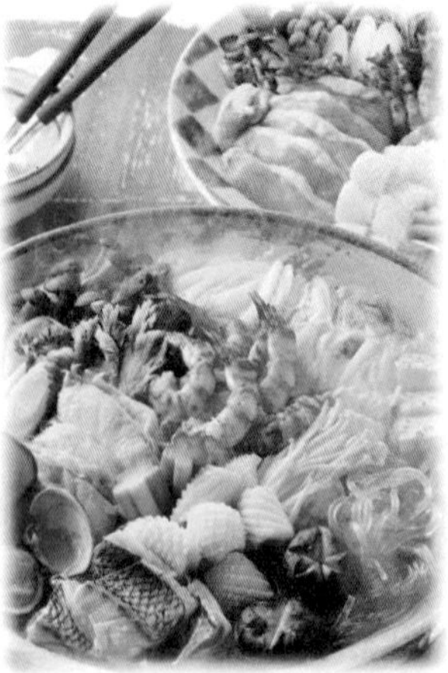

量。

要吃低鹽清淡的食物，應攝入富含蛋白質、鈣質、鐵質的食物。每日理想的膳食構成為瘦肉一百～一五〇克、蔬菜四百～五百克、穀物四百克左右。

## 水果減肥宜與忌

### ●水果不要吃太多，兩餐之間吃水果有利於減肥

千萬不要以為多吃水果替代正餐，能達到減重及降低體內脂肪的效果。其實水果當中所含的果糖，同樣會造成體內脂肪的堆積。

水果中除含有多種維生素、糖外，還含有豐富的膳食纖維，合理的食用可起到減肥作用。水果中的葡萄、蘋果是可溶性膳食纖維的主要來源，因為其果膠含量最高，多吃水果對降低血液膽固醇頗有裨益。有專家估計，如果血液膽固醇降低百分之一，心血管病危險就能降低百分之二。

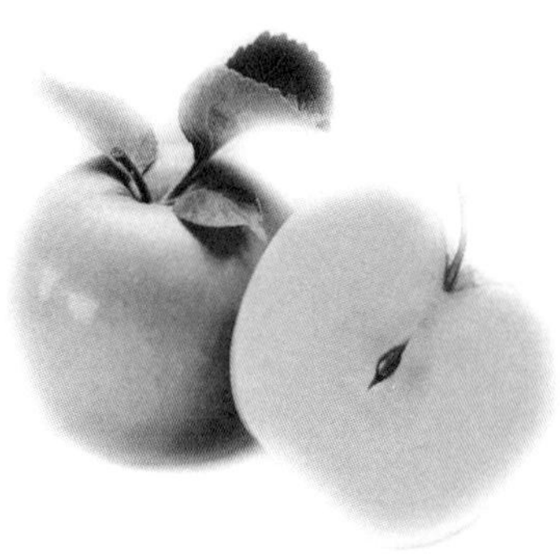

研究發現，水果中的膳食纖維經咀嚼後在大腸中吸收水分並形成一種膠狀物質，酷似海綿，它能包裹住膽固醇及類膽固醇物質，並從糞便中排出體外。膽汁是在肝臟中合成的，其原料來自膽固醇，當膽固醇從糞便中不斷丟失後，肝臟勢必從血液中提取膽固醇作原料合成新膽汁，用於消化功能，從而降低了血液膽固醇的水平。

肥胖者在兩餐之間進食水果，能在某種程度解決減肥期間餐前飢餓感，有水果補充還可避免食量過多。水果中的膳食纖維先期到達腸道，等待食物彌流的通過，屆時果膠物質與膽固醇類迅速結合排出體外。

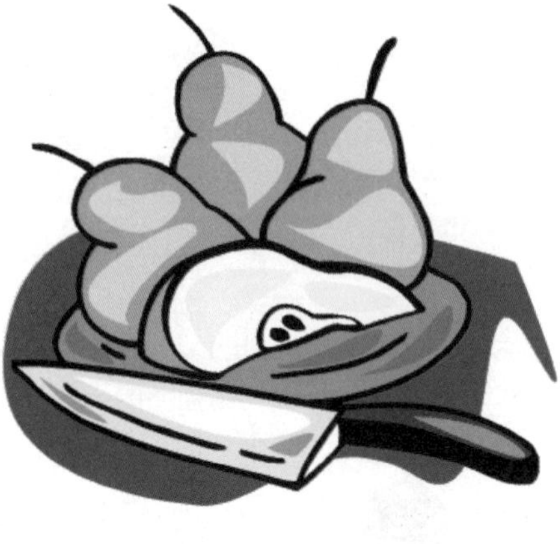

## ●水果減肥不是吃了就減

許多人都知道吃水果有減肥的效果，但是，有些水果的糖分，澱粉質相當高，不一定能夠達到減肥的目的。有許多女士都愛以水果當正餐，希望能夠達到減肥的目的，但要留意，有些水果的糖分、澱粉質相當高，怕肥的人應食用甜味較低、熱量也較低的水果。

專家指出，吃水果減肥會損耗脂肪和令身體寒涼，長期吃會令體溫不足、熱能降低，此外又會令鈣質流失。因此要按季節、個人體質來配合。

## ●適合與不適合瘦身的水果

蘋果、香蕉、菠蘿、葡萄柚、奇異果等，都是適合瘦身的水果，因為它們量少，但卻有飽腹感，且有豐富的維生素及低卡路里，很適合瘦身的人把它們當做減肥的食品。

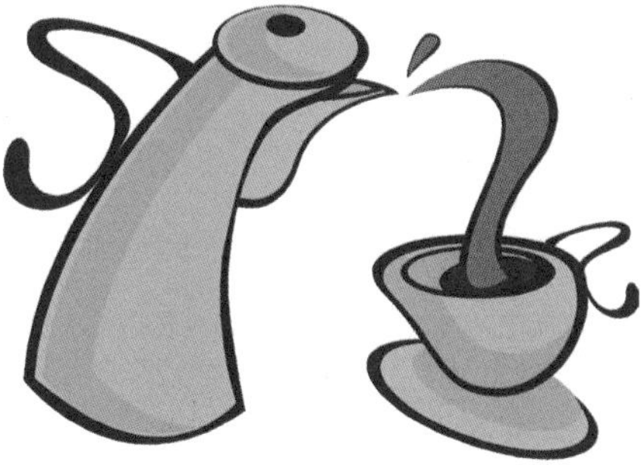

甜味濃及不會有飽腹感的水果，皆不適用在想瘦身的人身上，例如一粒草莓大約有八四千焦，若你喜歡吃草莓且又一次吃下一整盒的話，那熱量可是非常的驚人呢！又例如西瓜的糖分也是挺高的，在量方面要節制喔！

任何的食物只要過量都會導致肥胖，而水果最大的優點是分量少，卻具有飽腹感，一塊蛋糕有一二五四千焦，但是半粒的葡萄柚有二〇九千焦，不過，有相同的飽腹感卻有著差異非常大的熱量，所以，聰明的你應該知道如何的選擇！

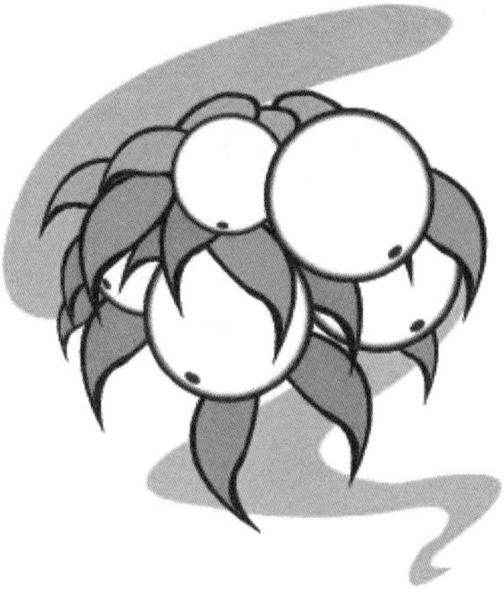

# 想減肥不宜多吃洋速食

近幾年西式速食食品似旋風一般進入我國市場，刮向許多大小城鎮，飄散著撲鼻香味兒，令人們垂涎欲滴，吸引著眾多消費者，尤其是兒童和青少年，這應該引起家長們的深思。西式速食進入我國市場，讓人們品嘗到西方的美味佳餚，豐富和調節了群眾的飲食生活是可取的，但經常吃就會適得其反，特別對兒童和青少年的健康將產生不良影響。

大家知道，西式速食多為高熱量、高脂肪、高碳水化合物的食品，烹調油是動物油，富含飽和脂肪酸，如果經常吃這種速食，難免吃成個胖孩子。風行美國的速食，官方公布的統計資料：常吃速食的成年人中至少有五千萬肥胖者，青少年肥胖人數一九九一年比一九七一年增加七倍，由肥胖導致的高血壓、高血脂症、冠心病、糖尿病、脂肪肝、腦中風接踵而來。歐美一些國家在二十世紀九〇年代初已經醒悟，在嚴格法律下按新的配方製作新的速食。而我國銷售的速食食品，乃是別人已棄之不用的

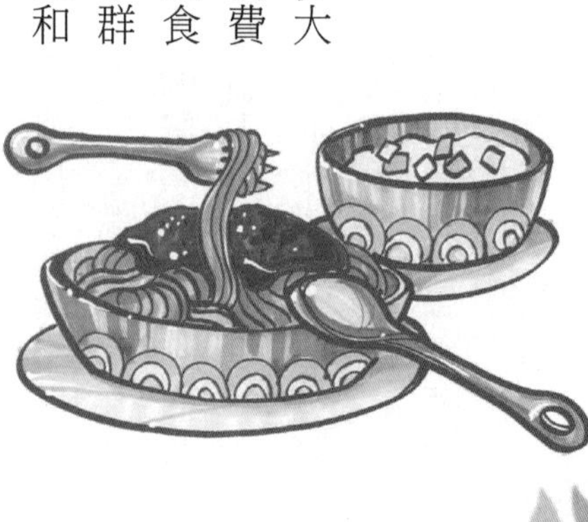

過時配方，而我們拾起來，只能吃出越來越多的、大腹便便的肥胖者，危及健康。

常年進食大量的肥肉、肉製品、蛋白質和飲料，大量脂肪和糖的攝入，身體懶惰，缺乏鍛鍊致使脂肪沉著、腦垂體後葉脂肪化，阻礙了男性荷爾蒙的釋放，導致青春發育期出現睪丸萎縮、陰莖不發育，形成小睪丸、小陰莖、第二性徵缺乏、女性化等病症。因此，國內外這種病人一旦面臨婚姻問題時自殺率很高。

已經肥胖的兒童，應鼓勵其運動，家長和孩子一同去活動，散步、打球、游泳等，在學校要參加一切體育活動和做課間操。盡量不喝含糖高的飲料，少吃或不吃小食品。生活要規律，盡量每天堅持一小時活動，遵守早餐吃飽、中餐吃好、晚餐吃少的原則。

## 減肥宜禁食夜宵與美酒

有心於減肥體重卻老是減不下來的人注意了，您是不是白天控制飲食，到了睡前卻難忍飢餓，就吃個小點心慰勞一下自己呢？小心！肥胖就是從這兒來的。因為減肥是絕對禁吃夜宵的

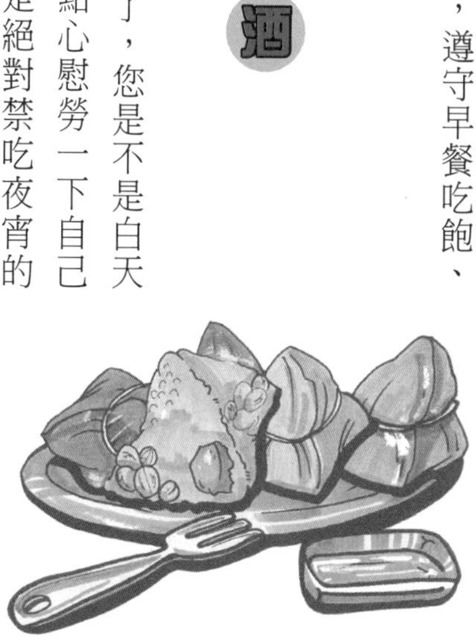

喔！如果你實在是飢餓難忍就吃點蔬菜、豆腐，只要不再餓得睡不著覺就馬上停住。

我們的身體在晚上很容易儲存脂肪，若是在睡前大量的攝取熱量，那麼，身體自然而然就會囤積一堆脂肪，當然就會在不知不覺中胖起來囉！這就是為什麼節食的人晚上絕對禁吃宵夜的原因。

所以，要想減肥，晚間熱量的攝取便不得不特別地注意。在此建議節食者：蛋白質是想要減少熱量的人可以考慮的食物。例如：豆腐、魚肉之類，熱量既少營養又高。而且蛋白質

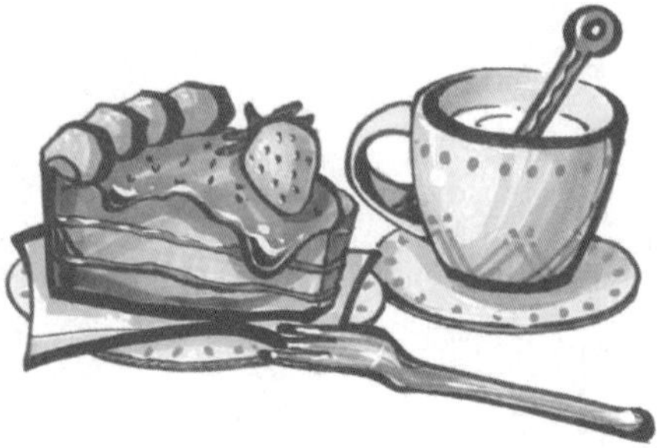

以晚上攝取比較好，因為人體在入睡後四個小時所分泌的生長荷爾蒙會最多，晚上吃富含蛋白質的食物可以促進體內細胞和肌肉的生長，想減肥的人是可以放心吃的。

節食減肥者還應嚴格減少喝酒。酒精是次高熱能食物，每克油脂產生二九千焦熱能。一百毫升XO的酒（約含四三毫升酒精），進了肚子後會產生一〇〇三千焦熱能，等於吃了一碗飯，一次應酬下來，光是喝的酒量，就等於吃了好幾碗飯，故應酬多的人很難不胖。

人體有能力在二十四小時內把一七〇克（二一二毫升）的酒精轉變成五〇一六千焦的熱量，故減肥者一定要少喝酒。另外，酒精是有名的促癌食物，時常以飲酒為樂，是件頗具風險的事。

## 食慾生物鐘紊亂宜調整

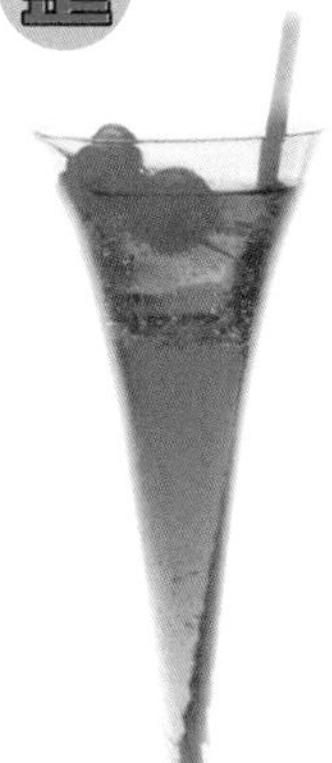

失戀的時候大吃甜食，因為繁忙的工作而忘記了進餐，這些都是食慾生物鐘「紊亂」的特徵。一旦食慾生物鐘發生了紊亂，那麼，則會影響你的正常胃腸工作，造成肥胖、內分泌紊亂以至於胃腸疾病等。不過，當這種「紊亂」剛剛出現的時間不是很長的情況下，無需藥物來調整，只要你在食物結構和進食模式上稍作調整，你的食慾生物鐘就會恢復正常工作了。

### ● 紊亂現象一

我就是想吃，時時刻刻都想吃，胃口大得像一頭牛……怎麼辦？

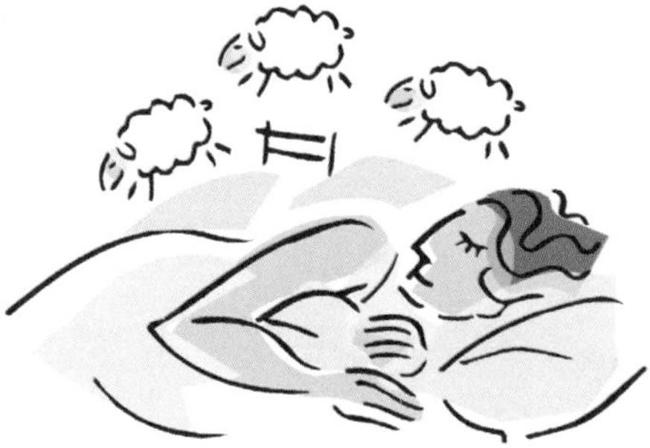

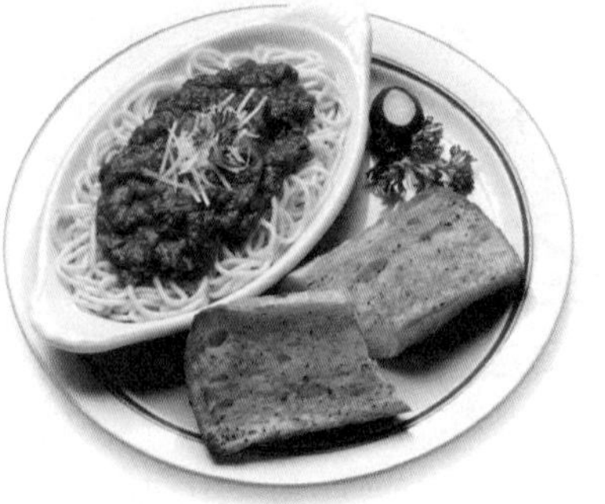

**原因：**飲食中缺乏足夠的脂肪和蛋白質，對每一卡路里的斤斤計較導致了體內營養欠缺，原本想控制食慾，卻愈發渴望吃東西。同時還有一種情況也可以令你感到飢餓或是胃口大開，那就是睡眠的缺乏。

**貼心妙招：**首先，應該從不飽和脂肪中多攝取百分之二十～三十卡路里的熱量。在日常生活中這並不難做到，只要在炒菜時多加入一些花生油或菜籽油就可以了。其次，要每天保證攝入足量的蛋白質和纖維。早餐最好能吃一個雞蛋，午餐時吃一些雞胸肉也不會令你發胖。最後要做到每天保持至少八個小時的睡眠。

## ●紊亂現象二

早晨沒有食慾，不想吃東西。少吃了一餐卻是越來越胖！

**原因：**早晨，你雖然已經醒了，可是你的新陳代謝功能還在打著哈欠。經常不吃早飯的人新陳代謝功能總是處於半興奮的狀態，不利於體內的熱量燃燒，這就是為什麼少吃一餐還會發胖的道理。

**貼心妙招：**製定一個早餐計劃。從一杯牛奶或是鮮果汁開始，逐漸增加到一碗全麥麥片，一個煎雞蛋，一片果醬麵包或是一碗米粥，一小碟鹹菜。如果你總是想不起來吃這些簡單的早餐，那就在門上貼張紙條提醒自己。相信我，堅持一個月，吃早餐的習慣一定可以養成。

## ●紊亂現象三

一到下午四點，肚子準時發起「抗議」，吃東西的慾望擋都擋不住。

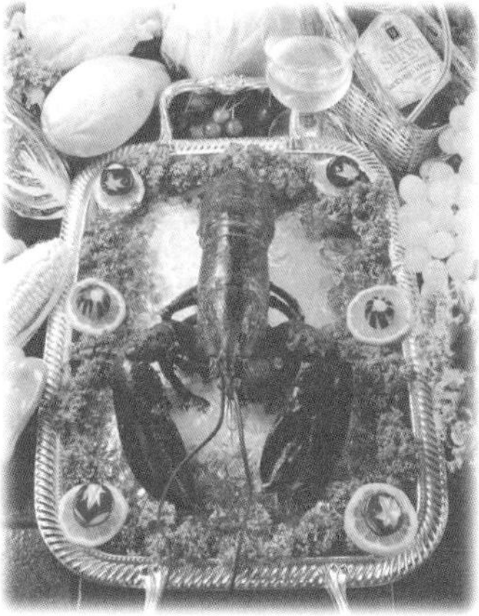

**原因：**不要太自責，這屬於正常現象。在午餐後三小時左右，身體的確需要再次補充能量，食慾生物鐘就會響了。

**貼心妙招：**吃零食，但是要吃得健康。水果就是非常適合在這一時刻攝入的食物。另外，為了抵抗「下午三點情緒」，具有提神效用的咖啡和紅茶也可以在選擇的範圍之內。如果你已經餓得眼冒金星了，

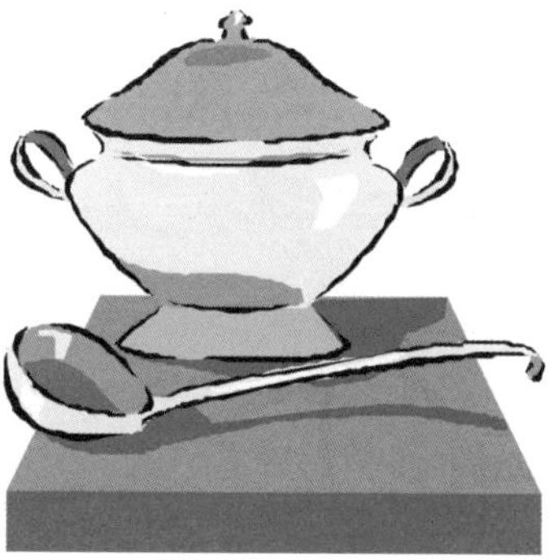

就趕緊去吃一碗小餛飩或是幾片麵包，但是，切不可大啖含有豐富熱量和糖類的東西，如巧克力、牛肉、奶油蛋糕、薯片等。

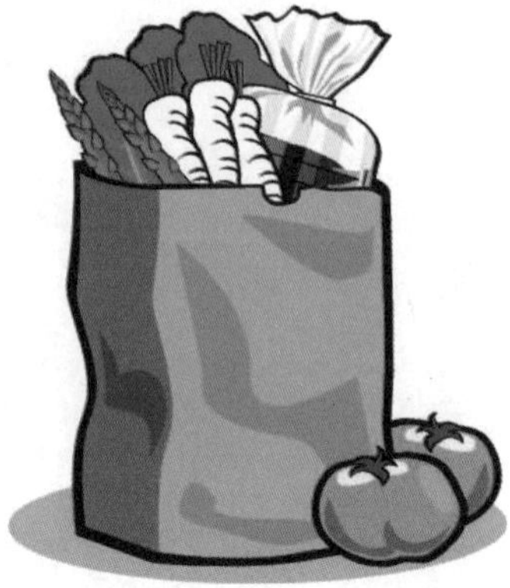

## ●紊亂現象四

每個月快到「那幾天」的時候，我就會特別想吃甜食，當然了，還要附帶一些別的好吃的東西。

**原因：**月經前的一週裡對熱量的需求增加，因為身體需要儲備能量來應對可能發生的懷孕。但是，這並不能成為你大嚼薯片和巧克力的借口，實際上，我們的身體在這個時期只需要每天多攝入四一八千焦的熱量就足夠了。

**貼心妙招：**盡量不打亂平時的飲食量，可以略微增加一些零食。比如，一個草莓派，一小勺巧克力醬，一包爆米花等等。一些含糖量高的水果在這個時期也可以考慮，比如哈密瓜和水蜜桃。但一定要控制好數量，不可只圖一時的高興，讓自己付出十倍的努力。同時在月經期間，女孩們對甜食和油炸食

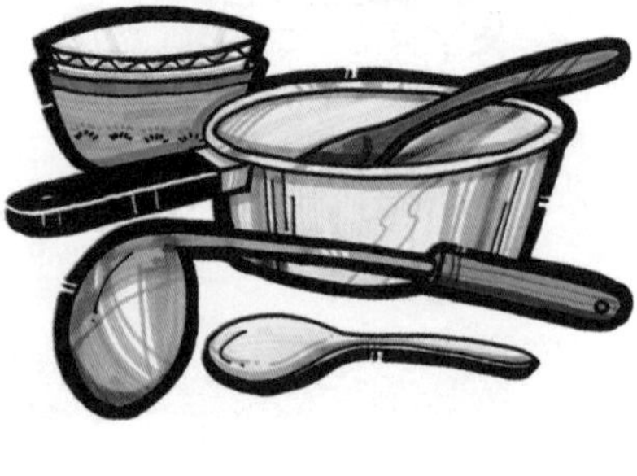

品會特別感興趣，這時候吃兩小塊巧克力，或是一小包薯片，倒也不為過，只是不要過分（最好不超過四一八千焦的熱量）。特殊的日子裡，寵寵自己可以，但不要過分喲。

## ●紊亂現象五

我在白天不想吃東西，一到晚上就吃起來一發不可收，好像要把一天的損失補回來似的。

**原因：**明顯是壓力在作怪。白天由於工作學習繁忙，食慾被壓制住了，身體消耗的能量都來自儲備的脂肪；到了晚上，神經一旦放鬆下來，身體馬上提出「請求」，要求把白天燃燒掉的儲備能量補充回來，一旦你攝入過多，它們就會轉化成脂肪存起來，而且會越積越多。

**貼心妙招：**如果你能預料某一天的工作會很忙，你就最好提前計劃食譜。正餐最好在餐廳吃，而不要邊工作邊吃午飯。買些小零食放在辦公桌上，比如全麥餅乾和富含維生素$B_6$的堅果，它們能起到穩定神經的作用。

國家圖書館出版品預行編目資料

越吃越長壽／郭武備　張靜茹　編著
——初版，——臺北市，大展，2008〔民 97.08〕
面；21 公分 ——（健康加油站；29）
ISBN 978－957－468－628－5（平裝）
1. 減重　2. 飲食
411.94　　97010745



**越吃越苗條**

ISBN 978－957－468－628－5

編　　著／郭武備　周麗弘
責任編輯／劉　玲　程華萍
發 行 人／蔡森明
出 版 者／大展出版社有限公司
社　　址／台北市北投區（石牌）致遠一路 2 段 12 巷 1 號
電　　話／（02）28236031・28236033・28233123
傳　　眞／（02）28272069
郵政劃撥／01669551
網　　址／www.dah-jaan.com.tw
E－mail／service@dah-jaan.com.tw
登 記 證／局版臺業字第 2171 號
承 印 者／傳興印刷有限公司
裝　　訂／建鑫裝訂有限公司
排 版 者／弘益電腦排版有限公司
授 權 者／湖北科學技術出版社
初版 1 刷／2008 年（民 97 年）8 月

定　價／200 元

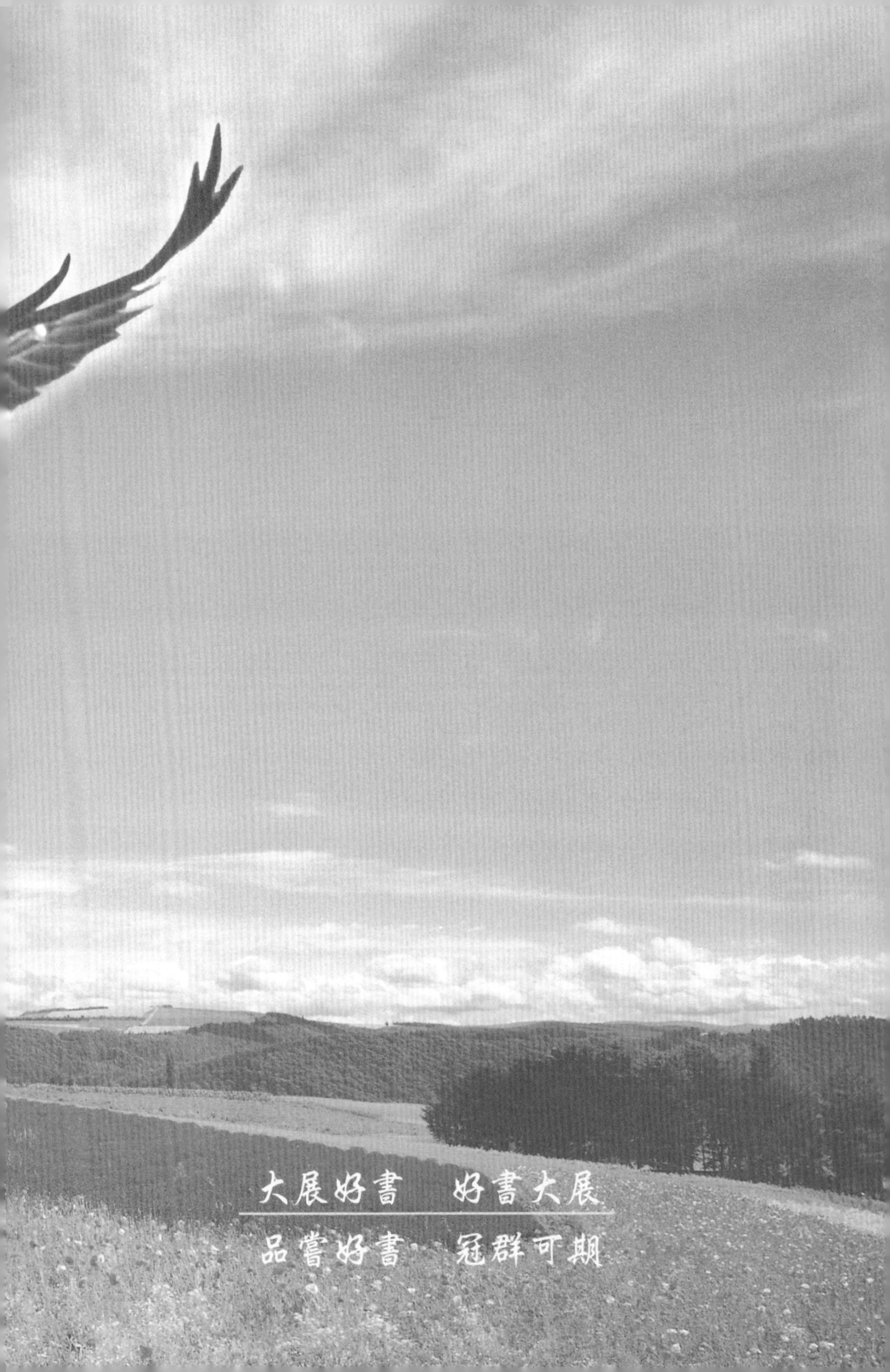
大展好書　好書大展
品嘗好書　冠群可期

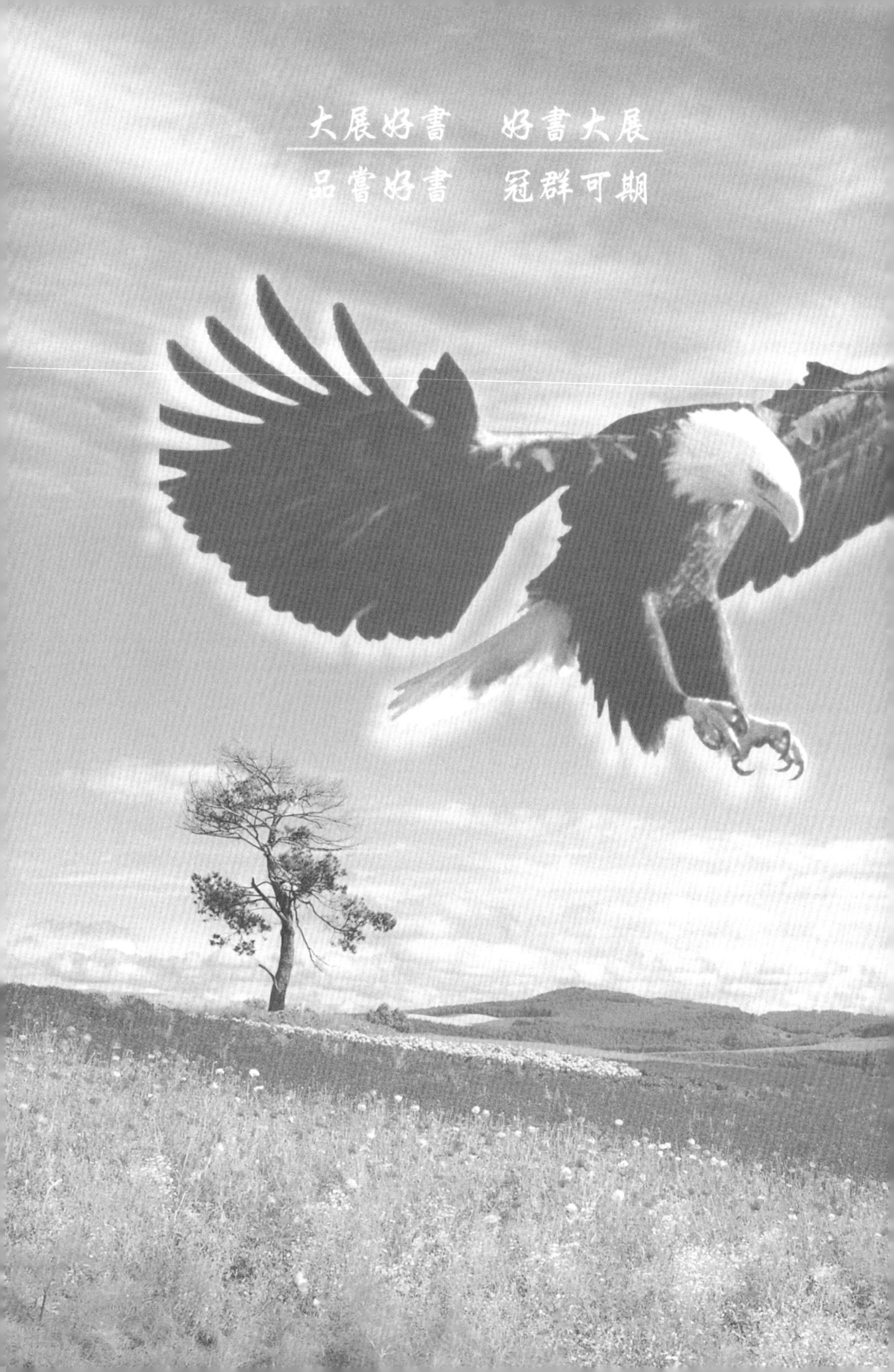
大展好書　好書大展
品嘗好書　冠群可期